令和の時代、君たちの背骨は大丈夫か?

田中直史

田中整形クリニック院長

文芸社

本文イラスト：浜かをる（スタジオ・イクス）

## はじめに

口に出さないだけだと私は思っているが、中高年世代の多くの方々は、最近の若者たちの座り姿勢がよろしくないことを明確に感じているはずだ。

通勤・通学の電車内はもちろん、おそらく自宅でも学校でも、彼らの多くは脚を広げて投げ出し、背中を丸めてスマホをいじっているか、のけぞっているかのどちらかだろう。姿勢を正して膝を閉じて座ることがとても億劫なのか、あるいはよい座り姿勢を全く指導されたことがないかのように私には見える。

そこで今回、整形外科医としての私の日頃の思いを込め、現代の若者たちの姿勢について警鐘を鳴らすべく、本書を出版させていただくことになった。

書き連ねる中、若者たちの姿勢以外についても、日頃、身体のつくりに対して私が抱いているさまざまな考えや思いも幅広く加えて書かせていただき、姿勢だけの内容に限らないことをまずは最初にお断りさせていただこう。

では改めて、皆さん、はじめまして。まずは自己紹介から……。私は大学卒業後、整形外科を専攻し、勤務医25年、診療所医師となって14年目、計39年となる。研修を含め大学病院を離れて以降、救急病院で外傷を中心に一般整形外科診療に従事し、今は片田舎の診療所医師だ。元々、

3

スポーツに人一倍興味があり、学生時代は野球や特にバレーボールを経験し、医師となってからも、日常診療において各種スポーツ障害の治療や予防にも一通り従事してきた。

　スポーツ医学では、整形外科の現場でも、スポーツ障害の発症メカニズムや予防、最新治療について、これまでも日々、研究・検討がなされ、近年の治療成績の向上には目を見張るものがある。画像検査の技術革新や関節各部位の最小侵襲による内視鏡手術の進歩がその最たるものだ。ただ、あくまで治療医学の範囲にとどまり、スポーツ現場や子供たちが求めるような「上手さ・強さ」についてまで突き詰めて論じられてきたわけではなかったといってよいだろう。

　私自身が無類のスポーツ好きであったためだが、医師になってしばらくして、「身体のつくり」を誰より最もよく知るはずの整形外科医という立場ゆえに、スポーツの「上手さ・強さ」を現代科学で解明できていない理由について考えるようになった。単に医師として治療を考慮するだけではなく、おこがましいかもしれないが、もし「身体のつくり」から「上手さ・強さ」の本質を指し示すことが可能となれば、単にパフォーマンス向上のみならず、より身体に安全で理想的な優しい身体の使い方を提示することが可能となり、無知から生まれる誤った練習メニューや無用のトレーニングによるスポーツ障害から、目の前の子供たち

を確実に守れるはずと考えたからだ。

　そして、臨床で多少は活躍できるようになった頃、旧来の考え方にはなかった一つの答えを見つけることができた。それは治療医学の現場からは見えることのなかった「肩甲骨とその周辺筋」の持つ、秘められた逞しい「力強さ」だった。この部位は通常、外科（手術的）治療が不要であること、また成長期以降次第に、特に中高年以降では肩甲骨の動きが明らかに低下することもあって、当時はスポーツ動作でも動かない、動かなくてもよい、さらには無視してもよいとの扱いとなってしまっており、整形外科は治療医学の立場から、この部位に全く興味を持たなかった。なるほど治療の必要性があってこその医学であり、治療の必要性のない部位など医学にとって無視して当然といえば当然なのだが、しかし、私に言わせれば、すべてはこの部位の持てる能力が大きすぎて、逆に治療医学の現場に登場する必要性がなかったためだ。

　私は現代医学に存在自体を感じさせてこなかった、この「肩甲骨および周辺筋」に大きな魅力を感じてしまい、約25年前から、子供たちの肩甲骨の動きが大人とは比較にならないほど大きいことや、なぜ治療医学の現場で肩甲骨が重要視されないのか？　さらにヒトの進化の立場から見た肩甲骨周辺筋の本来の機能やその能力の大きさ等にこだわり、治療医学の立場を離れて独自に論じてきた（巻末：参考文献参照）。

そして、日常生活における姿勢との関わりや、スポーツの現場ではこの部位の持つ本来の機能を正しく生かすことが、そのまま各種スポーツのパフォーマンス向上とともに障害予防に直結するものとして、約19年前に年齢層別に比較可能なわかりやすい題材としてゴルフスイングをとりあげ、肩甲骨をテーマに本を1冊出版した＊1。肩甲骨関連については、21世紀以降、世間の健康志向もあって、その後のごく短期間に脚光を浴び、今や極めてメジャーな立ち位置になっているのだが、その流れを一気に加速させたのは私だと自負している。

　今回、この本が由縁で出版社より、整形外科関連で何か新たな目線で書いてもらえないか、という依頼があった。私自身は相当以前に手術的な治療手段を手離し、今はただの町医者だ。新しい研究もしておらず、人前に堂々と提示できるようなデータなど、もはや持ち合わせていない。最新の情報や研究内容に関し、すでに浦島太郎どころかもはや化石に近い状況で、以前には全く考えられなかった画期的な治療法が考え出され、確実に進歩している現状を痛感させられている毎日だ。

　しかし、ヒトの身体の筋骨格の基本構造を土台に、私のこれまでの多少の診療経験から得られた知識や先人の教えを見つめなおし、日常生活を通して得たもの、現代社会において改めて反省すべきものと今後に生かすべきもの、さらには身体のつくりから見て理にかなった使い方とは？

……といったものも自分なりに整理し、現代の子供たちの姿勢を中心的なテーマに据えて、今回の出版をさせていただくことになった。前置きが長くなってしまったが、本書出版の経緯について説明させていただいた。

　整形外科なる診療科は、頚から足先までのすべての運動器に関連しており、守備範囲は非常に広い。日本整形外科学会のホームページから拾ってみると、「骨・関節などの骨格系とそれを取り囲む筋肉やそれらを支配する神経系からなる運動器の機能的改善を重要視して治療する外科」とある。守備範囲が広い分、また新生児から老人まで全世代が対象となるため、同じようなケガ・障害・疾患に見えても、部位や年齢・職業、指なら何指か？　利き腕かどうか？　もちろん施設や個々の医師、さらには時と場合によっては説明や治療方針が全く異なることも多く、治療される側のニーズも異なることで、それぞれの症例に応じ選択肢も多く、さじ加減が特に要求される診療科であると思う。

　本書の内容は私自身が日頃、診察室で患者さん向けに用いている内容で、多くは日々の診療で反省しつつ学んだものでもあり、ストーリー・展開も多くは皆さんには馴染みのない私のオリジナルがほとんどだ。テーマも部位も多種雑多なものになるが、医学専門用語は最低限とし、改めてヒトの身体を見つめ直して、新たな理解を深めていただけ

るように話を進めていこうと思う。

　また、さらなるお断りが必要だ。医学は科学の一分野であり、厳密には科学的データでなければ評価されないことも承知している。しかし本書の内容は科学的に実証しきれたものはほとんどなく、私個人の推測・推量といった、いわゆるエビデンスのないものばかりで、アカデミックにはほど遠いものだ。社会的に過激な内容もあり、私個人のこだわりに満ちた意見ばかりだ。おそらく世間の多くの諸先生方からの反論・異論もあってしかるべきだろう。

　ただ、内容的にはせいぜい算数と物理の教科書の最初の数ページぐらいの知識で理解できる程度のものであり、難しい理論・メカニズムなどは一切ない。世の中で見慣れた当たり前のものでも、見方を変えれば異質な新しいものに見えることもあり、あるいは全く関連性のないと思える別の事象でも、意外な深いところで繋がりの存在に気づくこともよくあるわけで、こういった切り口で私なりにテーマをいくつか選んで書かせてもらった。一般の皆さん方でも、多少の解剖学的な説明があるだけで、さほど難しいものではなく、逆に医療関係者よりも納得していただきやすいはずであり、いずれ共感が得られるものとは見ているのだが……。


　ではまずは成長という点から、私たちの周りの子供たち・若者たちに関連するテーマをいくつか掲げて始めてみ

よう。

　現在の日本は超高齢化社会に向け、老化・認知・ロコモ*2や生活の利便性向上といった問題や課題が重要視されているが、近年の子供たち・若者たちの運動能力や基本姿勢の変化についてはさほど注目されてはいない。日本の将来を担う子供たちにはより壮健で健康、かつ健全な心身を持つ成人に育ってほしいとの思いは、中高年世代の皆さんなら誰でもお持ちだろうが、しかし一方で深刻なまでに彼らの身体機能が低下・劣化しているとも見られ、一部には若者のロコモの存在を危惧する声も聞こえてくるぐらいだ。

　今や新しい元号となり、私も昭和時代の幼い頃の自分を思い返しつつ、平成時代以降の若者たち・子供たちの身体について、私なりにこだわって指先や足元から姿勢へと話を進めることにしよう。

　　令和2年2月　　　　　　　　　　　　　　　　著者

*1　田中直史『天使の翼がゴルフを決める』（文芸社　2001）
*2　ロコモ：運動器の障害・衰えにより歩行が困難となり、介護を必要とするリスクが高い状態のこと、運動機能の低下。

# も　く　じ

# 第 1 部

# 成長期編

## 若者たちの身体を検証してみよう

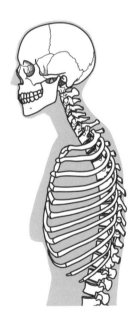

# ❶ 子供たちの骨は脆くなったのか？

♪バスケットボールの授業初日、女子中学生の１割が突き
　指で骨折‼

　今はさほど強調されなくなった感があるが、一時期、子
供たちが転倒で簡単に骨折すると言われたことがある。当
院でも数年前になるが、近くの全校生ほぼ300人の中学校、
うち中学２年生の女生徒が約50人程度の学校だ。バスケッ
トボールの授業が始まった初日に、６人が突き指外傷他に
て来院。うち５人に明らかな手指の骨折を確認したことが
ある（図1-1）。最近ではX線写真もコンピューター処理

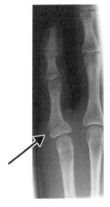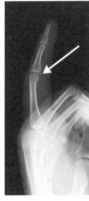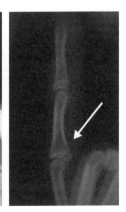

図1-1　指の骨折

ができるようになり、画像もきれいになって正確な診断をつけやすくなったし、学校側も軽症と思われても積極的に受診させる傾向もあるのだろうが、一つの中学校のたった1日の1回の体育の授業でさすがにこれだけ骨折されてしまうと、中学校の先生に「カリキュラムとしてバスケットはやめたら？」と進言したこともあった。

　今の時代、栄養もよくなった、体格もよくなったはずだが、どうして骨折しやすくなったなどと言われてしまったのか？　確かに高度経済成長の時期以降、運動不足が背景にあることは以前から指摘されていただろうが……。

**♪かつては家庭でも学校でも適度な緊張感があった**

　しかし、それらの原因以前に、私は日常の「家庭および学校環境の変化」が大きく影響していると指摘したい。それほど時代とともに子供たちを取り巻く社会環境が変化し

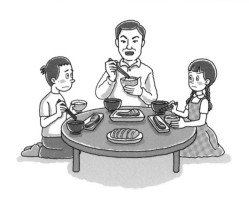

ていると思う。

　私は昭和30年生まれだが、幼い時には私の父はそれな
りに家では厳しく怖かった。殴られるまで怒られたのはわ
ずか数回程度だったものの、安易には近寄りがたい存在
だった。普段昼間は家にいないはずの父がいる日などは、
それだけで緊張感があり、何か言われれば逆らえるはずも
なく、常に背すじから指先・つま先までピシッとしていた
覚えがあり、普段の父も緩んだところを幼い私にはほとん
ど見せなかったと記憶する。昔はそんな家庭環境が普通で
当たり前のように多かったに違いない。また近所の大人た
ちも結構怖くて、決して関わらない、近寄らないようにし
ていた記憶がある。

　小中学校では校長・教頭先生はもちろん、担任だけでは
なくどの先生も皆怖かったし、遊び時間でさえも先生たち

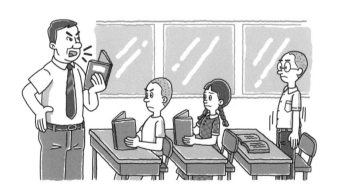

の姿を見ただけでビクッと緊張し、すぐに逃げられる体勢をとっているようなことも多かった。一度いたずらの度が過ぎて、廊下の端から端まで、倒れるまで平手打ちで何発も殴られたこともある。学校は楽しかったが、それなりに緊張感にあふれたところだった。

　また、子供同士こそ実力の世界であり、近寄りたくない、いわゆる不良っぽい子供も何人もいた。当時、特に私は、やや年上の目立っていた不良っぽい連中とは決して出会わないように常に神経を働かせて、町中で彼らの存在に気づいた途端に、回り道をしてでも逃げだしたものであり、常にアンテナを張り巡らせて、自分なりに危険を察知し、回避していたことを思い出す。

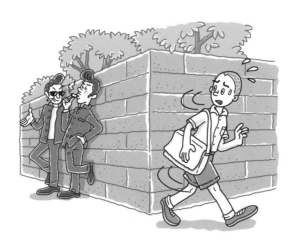

### ♪現代は家庭でも学校でも危険はゼロ!?

対して、今はどうだろう。

今や世の中、平和で環境がよくなり、自宅では父親もおじいさんもみんな子供や孫に優しくなった。それ自体は好ましいことであり、多くの子供たちにとって自宅は何ら身構えることのない、居心地のいい環境に違いない。外では最近増加傾向にある事件・事故に決して巻き込まれぬよう、危険人物から積極的に子供たちを守るべく、保護者たちも常にできるだけ安全な通学路を提供できるよう努めて注意している。

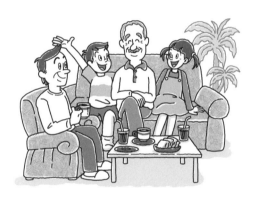

ゆとり教育の影響か、学校では担任だけでなく校長・教頭先生もみな友達感覚となって、怖い先生など誰もおらず、優しい先生ばかりではないか？　逆に教室内の陰湿なイジメはあるのかもしれないが、周囲の大人に対して緊張する

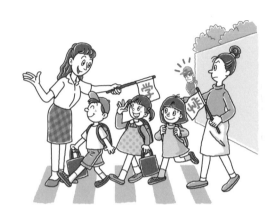

ような、身構える必要のある環境は激減しているように思える。日頃、周囲隣人との面倒な関わりを避けて、子供に挨拶自体をさせなくなった社会変化も関係しているのだろう。

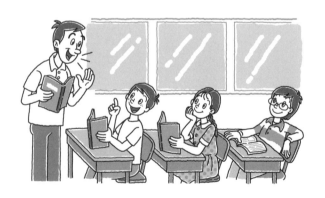

　普段の私の周りの1シーンとしてよくあるのだが、診察室で子供の診察を待っている3世代の家族がおり、私が遅れて診察室に入っていくとしよう。すると、70代以上の祖母の方は私を見るなり、すくっと立ち上がって深々と頭を下げ、こちらも恐縮してしまうほどのきっちりとした丁寧な礼をされる。50歳前後の母親なら、きっちり立ち上がらなくとも、イスからお尻を上げ、礼をされるか、少なくとも座礼程度はあるだろう。しかし30代以下であれば、せいぜい会釈ぐらいか、それすらないことも多い。子供たちは、と言えば、私の姿を見ても、小学校3、4年以降、高校生でも緊張した素振りもなく、姿勢を正すふりもない。たいていはだらりとそのままイスの背にもたれかかってふんぞり返ったままだ。

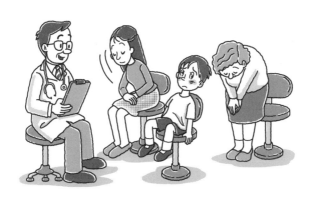

こちらも姿勢を正して挨拶しろと要求しているわけでも
ないし、彼らも世の中の敵と味方の区別ができる程度に成
長したためかもしれない。または幼くてまだ挨拶できない
だけかもしれないが、こういった様子を見ると、医者を見
ただけで泣いていた頃を思い出せと言いたくなる。初めて
会う私を全面的に味方と信用してくれるのもありがたいが、
多少は緊張してほしいものだ。10歳以上の多くの子供た
ちは、私が詰め寄るようにすばやく近寄ったところで、身
構えたり、姿勢を正したりすることもなく、あたかもすべ
てが安全だと信じているようだ。この調子ではきっと普段
の学校でもどの先生も怖いとは感じず、常に200％程度く
つろいでいるに違いないと思わず確信できるほどだ。確か
に私は100％安全で患者さんの味方のつもりだが、飛んで
くるバスケットボールは残念ながら100％に近い危険物の
はずだ。

## ♂外敵から身体を守り、ケガを防ぐ最も基本的な対応とは？

バスケットボールのような大きくて硬く重いボールが飛
んできて、その重さと速さが持つエネルギーに対して、瞬
間的に身構えることもなく、取りに行こうとして安易に触
れてしまう……。外敵から身を守るための一番基本的で必
要なことは、瞬間的にできるだけ各関節を固めて身構える
ことではないか？　各部の筋肉を必要に応じ緊張させ、指

先の関節まで全体を緩みなく一体化させることだ。空手でもボクシングでもこちらが身構えて固めた分、相手の突きやパンチの衝撃を減らせることになる。柔道の受身も同じ理屈だ。もし全く固めることなく、それぞれの各部が単独で外力を受けてしまうと、その部位が大きなダメージを受けてしまうことが容易に想像できるだろう。バレーボールのブロックもしかり、ラグビーのスクラムも同じだ。しっかりとお互いが強固に組んでいれば、体格が劣っていても対等以上となるはずだ。

　理系の方なら理解しやすいだろうが、F（力）= ma（質量×加速度）だ。こちらを固めて重くするほど、同じ外力を受けても各部の受ける加速度は小さくなり、こちらのダメージが激減するはずだ。


　筋肉とは、教科書では関節を動かすことが仕事と説明されているが、前述のように実際には逆に関節が緩まぬように働き、関節自体を動かぬようスクラムを組ませるかのようにしっかりと安定化・一体化させる使い方が、防御機能としての基本的な使い方であり、皆さんも本能的におこなっているはずだ。突然、何か大きなものがぶつかってくるイメージだ。誰もが思わず瞬間的に身体を縮めて身構えるに違いない。

　今の子供たちは、瞬間的に姿勢を正す必要性のない、ゆとりのありすぎる生活に普段から慣れ親しんでおり、日常

では身の危険を感じて反射的に身構えることもなく、まして手の先、足の先までピシッと緊張させた経験もほとんどないはずだ。身構える必要が一切ない生活環境といってよいだろう。昔と比べて、手をついただけ、ボールに触れただけで骨折しやすくなったというのも、運動不足もあるだろうが、子供たちにとって瞬間的に必死になって身構えるという日々の危機回避訓練がほぼ全く不要となってしまった環境のせいではないだろうか？

　今の多くの日本人にとっても、この日頃の安全でゆとりのありすぎる環境が、すでに至極当然になってしまっているのかもしれない。ヒトとして基本的な「身の危険を回避する」という点からは、脇の甘さを強く感じてしまうのは私だけだろうか？　もちろんパワハラのような昔の教育がよかったと言ってるわけではない、念のため。

# 2 子供たちの足の大きさ・形の話

## ♂最近の子は足のサイズが親よりも大きい？

　私は身長171cmで足のサイズは25.5cmだ。中学入学当時、146cmだった自分が、22.5cmのところを誤って25.5cmの靴を購入し、交換してもらった記憶があり、非常によく覚えている。私の息子は中学入学時、私より少し高い150cm強の身長で、すでに25cmの靴を買っていたので、その違いに驚いたことがある。しかしよく見ると明らかな扁平傾向だ。

　診療所勤務となってからは幼い子供たちの扁平足、外反母趾といったものによく遭遇するようになり、今時の子供たちは私の子供と同じく、どの子も足が扁平傾向でサイズも一回り大きいという印象があった。男性なら息子さんのいる方はどうだろう？　比べてみてほしい。女性は娘さんと比較していただきたい。たったの二世代で大きく変わるはずもなく、単に身体も足も大きくなっただけだという意見が大半かもしれないが、さてどうだろう？

## ♂足アーチは成長とともに出来上がるもの。しかし現代では？

　足に関しては先人の指導が必要と思われるので、ここで引用させていただこう。故水野祥太郎先生（初代大阪市立

大学整形外科教授、元大阪大学整形外科教授）の『ヒトの足―この謎にみちたもの』（創元社 1984）という、整形外科医にとってバイブルというべき本があり、内容が幅広く、あまりにも深すぎて私には何度読んでも理解できない部分ばかりであるが、わずかに理解できる一部から、足の成長に関することを引用させていただく。

「幼児の足アーチは低いのであるが、成人までの長い期間、毎日のように足に体重がかかっており、しかも足をいろいろ曲げるような運動の負荷を受けているにも関わらず、アーチは確実に高まっていって、だんだんと完成に近づいていく。足にかかる体重や筋力の余計な作用を跳ね返して、アーチを積極的に高めていく力が働いているからである。足についている筋力によって」（p.166）

「登山（特に下り）でなくともダンスでも、スケートでも、バスケットでも、すべての激しいスポーツでは（中略）足底の筋肉にもすべて激しい負担を受け（中略）足アーチの発達にとって、たいへん有効なはたらきをするものであろう」（p.177）

「好きなように飛んだり跳ねたりさせておけば、足のアーチの発育にたいへんよろしい」（p.178）

「自由に走り回らせていれば、正常な発育を遂げる、もちろんはだしで砂場や芝生をはしりまわせるのが理屈にかなっている」（p.192）

　などなど、水野先生の時代ではこのように、子供たちの

足は幼い時は扁平足だが、成長とともに自然にアーチが高まっていくとの認識でよかったのだろう。確かに私も幼い時には、まだまだ自然にあふれていた野山や小川、田園を近所の子供たちと毎日駆け回り、泥んこになって遊んでいたものだ。当時は小学生まではどこの地域もみんなそんな生活だったと思う。ところがその後の日本社会では、町中では子供たちは外で遊べなくなり、デコボコ道も少なくなり、舗装された道ばかりで、さらに普段から靴ばかりを履いて生活しており、まして裸足で走り回ることなど全くできない時代になった。習い事も多く、外遊びの時間もなく、今では屋内でも畳・裸足の生活が減って、足趾を使って足全体でつかむ、絡めるような動作、例えば学校の登り棒で足を巻きつけて登っていくような動作や木登りをすることもなくなった。確かにこれまでも子供たちの外での運動不足については指摘があった。

## ✐足アーチは和式トイレでも高められた

　さらに私は、外での遊びや運動以外に、トイレの話に言及したい。私は生まれて30歳を過ぎるまで自宅は和式トイレのみ（高校生までは汲み取り式で、下が丸見えで落ちることもあり得る……結構、怖かった）で生活してきた。幼い時から、姉弟の中でもお腹が弱く、いつも下痢気味で、1日何度も繰り返し臭い和式トイレの中で落ちないように注意しながら長時間、閉じこもっていた記憶がある。当時

は手すりもなく、屈みながら重心を前や後ろに交互にかけつつ、両足の趾を曲げたり伸ばしたりしながら、毎回、結構長い時間根気よく座っていたものである。

　外反母趾・扁平足の治療にタオルギャザー体操というものがある。バスタオルを広げ、足趾をタオルの端に置き、足趾だけでタオルを端から手繰り寄せる、アーチを高める目的の体操がある（図2-1）。こじつけに聞こえるかもしれないが、私が幼い頃、和式トイレ時におこなっていた無意識の足趾の動きとほぼ同じであると見ている。思うに過去、日本人の足はこの和式トイレという生活スタイルによって、幼い頃から成長期にかけて、足アーチの高さが確実に高まっていったと見ることもできるのではないだろうか？

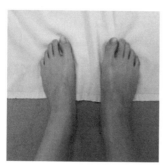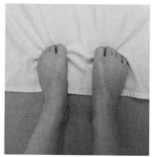

図2-1

　しかし、その後の高齢化社会の出現とともに、膝疾患の問題や和式トイレでの介護が極めて困難であること、また

28

メーカーの企業努力にもよるのだろうが、シャワートイレ
機能を伴った洋式トイレは清潔さ・爽快さといった面から
も、一般家庭に一気に広まっていった。今は学校でも洋式
トイレが普及しているが、以前は和式トイレを嫌って学校
では一切トイレを使わない子供もいたそうだ。洋式に慣れ
てしまった我々も、今では膝などに痛みがなくとも和式ト
イレはつらいものがあり、洋式トイレがあれば必ずといっ
てよいほど、洋式を選択する。

　今になって振り返れば、和式トイレを放棄した功罪の
「罪」としては、子供たちの足アーチの成長を犠牲にして
しまったことになると私は見ている。単純に、幼児期から
少年期の成長期において日々、何度も何度も繰り返し足の
前や後ろに体重をかけ、足趾を手繰り寄せるかのようにし
てアーチを高めてくれる動きがあるかないかで、その後に
大きな差が出てくるという理屈だ。
　骨一つ一つの部品サイズが同じでも、アーチが低くなれ
ば、扁平傾向とともに足のサイズも体格以上に一回り以上
大きくなるわけで、洋式トイレで育ってきた息子の足のサ
イズが私より大きい説明にもなる。また一見、外見的には
扁平でなくとも、自身の荷重によって容易にアーチが扁平
化してしまう傾向も多いと見られる。
　馴染みの年配の義肢装具士さんたちに確認したところ、
最近の子供はやはり以前と比較して約1㎝程度は足が大き

29

く、かつ扁平傾向にあると認識しているそうだ。私は明らかな扁平傾向があるのとないのとではもっと差が生じているはずと思っていたが、さてどうだろう？　靴屋さんで確認すればもっと大きな傾向がわかるとも思うのだが……。どなたか以前と比較できるはっきりとしたデータをお持ちであれば、ご教授ねがいたい。

　ヨーロッパ、特にドイツでは靴関係の学問は進化しているとの印象があるが、それは幼い時からの靴社会とともに、産業革命以降に、まだ骨構造が成熟していない不安定な幼い若年者の足部に重労働を負わせることになり、トラブルが多く発症してしまっていたことによると聞く。なるほど、日本は和式トイレ生活が成長期の足にとって極めて理想的であったこともあり、その分トラブルの頻度が比較的少なかったのだろう。しかし近い将来、弱体化した分だけ多少は日本も欧米に近づいて、足・靴学問が整形外科内でももっと比重が大きくなるかもしれない。

**学校運動器検診について**

## ♂子供たちの運動機能はどれほど落ちた？

　毎年、学校で春先におこなわれる内科検診に加えて、数年前から運動器検診なるものが併せておこなわれるようになった。これまでも脊柱背骨の左右非対称の側弯程度はチェックされていたのだが、近年は、以前にはおよそ考えられないほどの、運動機能低下の目立つ子供たちが増えてきているからだ。

　学校保健協会のホームページによると、最近では運動をする子と全くしない子の両極端に分かれてきており、スポーツを積極的にする子はする子で使いすぎとなって、身体のあちこち各部に障害を発症し、逆にしない子は全く運動しないがために、日常のごく当たり前の基本的な運動すらできない状態となっているという。新しく始まった運動器検診とは、これらをできるだけ早めにチェックして、問題点がある子供たちは医療機関を受診させるシステムとなっている。

　運動不足の子供たちに対するチェックポイントとしては以下の動作だ（図3-1）。

①腕を真っ直ぐ上に上げられるかどうか

②肘をしっかり伸ばしたり、また深く曲げられるかどうか

③5秒間の片足立ちができるかどうか

④両膝を曲げて屈んだ際に、踵を地面につけていられるか
　どうか

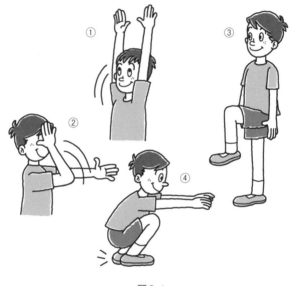

図3-1

　①や②は、以前に肩や腕の骨折等の外傷や何か他の明確
な既往がない限り、我々整形外科医から見ても「そんなこ
とができない子が世の中にいるのか？」と驚くぐらいで、
さすがにその子の将来が心配だ。木登りでなくても学校の

ジャングルジムを登ったり、雲梯や鉄棒でぶら下がったりとか、普通にその辺のどこにでもある遊具で遊んでさえいれば、肩が上がらないとか、肘がまっすぐに伸びないとか、肘を曲げて手が肩につかない、なんてことはあるはずがないのだが……。ここまでくると、いったいこれまで普段どんな生活をしてきたのかと不思議に思うし、誰が見てもとんでもない運動不足だといえるだろう。

　③も、ケンケンぐらいして遊ばなかったのか？　ということになる。我々の時代には女の子もゴム跳びという遊びがあった。片足立ちができないなんて、何か外で遊べない病気などの事情を抱えていない限り考えられなかったものである。

　学校現場に数多く関わる整形外科の先生から見て特に目立ってきているために、このような検診がおこなわれるようになったのだろう。しかしながら本人が痛いと訴えているわけではないし、さし当たって普段の生活で困っているわけでもない。基本的に外で遊ばず、運動自体が嫌いで極端な運動不足なのだろうが、考えられる最も大きな理由として、前述したが和式トイレや畳生活に代表されるような深く屈んだ姿勢からの立ち上がり動作を、生活の中で全くおこなっていなかったために下肢の筋力が低下してしまったことが影響しているに違いないと私は見ている。

　こうなれば、申し訳ないが、もはや現場の幼稚園から小学校低学年の先生方に、外遊びを楽しく過ごす時間を上手

く作ってもらうことぐらいしか、今の私には対策が思い浮かばない。

（注：小学生以降、次第に柔軟体操がしづらくなっていったり、転倒しやすくなったりする場合には、脊椎・神経・筋疾患が隠れている場合があり、医療機関受診をお勧めする）

　できない頻度が多いのは④だが、これも前述のように、やはり和式トイレを使用しなくなったためであるとして以前からよく話題にはなっていた。しかし子供たち自身、それだけでは痛みも全くないし、特に何かができずに困った経験もない。もし、指摘されて診療所にやってきて、しっかりストレッチを指導したところで、小学校低学年以下でもない限り、容易に短期に改善するものでもない。

### ♪スポーツでは深く屈めることに大きなメリットがあり、障害予防にも有利！

　では逆に、深く屈めて足関節の背屈位が大きいことによるメリットを考えてみよう。スノーボード、スケートボード、サーフィンなど深く屈んだ姿勢でのバランス感覚を要するスポーツは、足関節の柔軟性がパフォーマンス向上に相当プラスに作用するはずだ。また各種スポーツで巧みにステップを切ったり、相手をかわしたり、サッカーではボールコントロールをおこなう技も、足関節の柔軟性があればより可能となる。さらに腰をより低く構えることが可

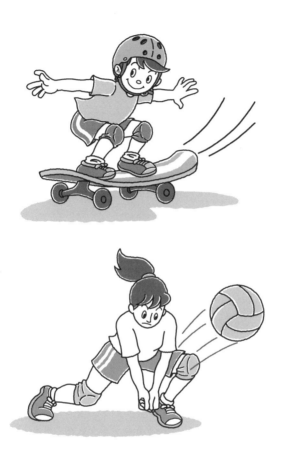

能となれば、野球の内野手なら広い守備範囲でのゴロの処
理、テニスやバドミントンでも届きそうにない低いボール
やシャトルにも見事に届くことになる。バレーボールなら、
より低いボールも安定して処理しやすくなる。水泳では水

をかく量が多くなり、その分タイム短縮に直結するはずだ。確か、オリンピック金メダリストの水泳選手で、足の甲が脛にくっつくぐらい柔らかい方がおられたと記憶する。その他、足関節の可動域はさまざまなスポーツ動作に影響しており、パフォーマンス向上には足関節の柔軟性はあった方がよいのは明らかだろう。

　私に言わせれば、障害予防や転倒予防にも有利である。坂道ダッシュのように登り坂を走らせた場合、つまり足関節の背屈位の限界まで繰り返し強いた場合に、柔軟性がないと傷めることもあるだろう。また足関節の背屈の動きがよければ、片足を前へ出しても、後ろに残った足の踵が浮くのが遅く、少なくすむため支持性が高くなる。しかし逆に背屈の動きが悪ければ悪いほど、後ろ側の踵が早く簡単に浮いてしまい、安定性が低下することになる。例えばサッカー等相手との接触プレーにおいて、足を前へ出してボールを奪いに行こうとする場面で、踵が浮いて支持性が低下した分だけ、ちょっとした相手との接触でも簡単に転倒してしまい、当然ケガもしやすくなるという理屈だ。

　下半身の安定性はどのスポーツでも重要であり、バランスという点だけではなく、接触にも強くて当たり負けすることなく、容易に転倒もしない。結果として、ケガの少ない一流プレーヤーになるためにも、足関節の柔軟性は極めて重要ではないかと私は見ている。

　いかがだろう。簡単に足関節の柔軟性についてだけでも、

こんなにたくさんの利点があり、スポーツ動作では安定して深く屈めるのにこしたことはないはずだ。

### ♂今時の子供は股関節も硬い！

　さらに和式トイレ姿勢は股関節にも大きな好影響がある。実は股関節は、膝を伸ばしているよりも屈んで膝が屈曲している方が回旋しやすくなっており、和式トイレのように深く屈み込んでいる姿勢は、股関節での内外両側への回旋可動域の向上にも極めて有効となる。あぐらでは外旋だけだが、和式トイレ姿勢は股関節ではほぼ最大に近い屈曲だけではなく、内旋・外旋の両方におこなえることで、幼い時から自然に下半身全体に対して関節の柔軟性を高めてくれていたといえる。各種スポーツにおける身体の回旋動作においては、当然のことながら股関節の回旋可動域の大きさが極めて重要かつ必須であることは言うまでもなく、和式トイレ姿勢は多少以上の貢献をしてくれていたとの見方もできる。

　また足関節では正座時に最大の底屈姿勢をとるので、和式トイレと正座をおこなう和式生活スタイルは、可動域に関して実は下肢の各関節にとって、日常生活自体がすでに理想的なストレッチ・柔軟運動をおこなう環境だったということになる。現代の若者はイス生活、しかものけぞって膝を広げて座っていることが多く、骨盤を立てて、脚や膝を閉じて股関節を深く曲げることすらほとんどないだろう。

今は片足立ちで自分の太ももを抱え込んでも胸につかない（図3-2）し、背すじを起こして立ったままで靴下を履けない者が多く、足のケガで松葉杖をつかせた際にも、股関節を90度曲げて膝をしっかり前に上げて杖をつくことができず、股関節を伸ばして膝を曲げて足を後ろに持っていく姿勢でしか杖をつけない子供たちばかりだ（図3-3）。

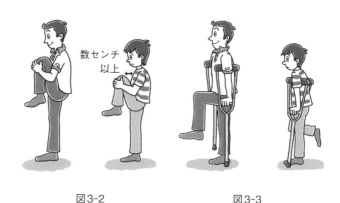

数センチ
以上

図3-2　　　　　　　　　　図3-3

　都会生活での平均的な子供たちの脚の各関節の可動域は相当低下してしまっており、当然、普段の歩幅にも影響し、ひいては足の速さにまで影響してしまっているとも思うのだが……。下半身の柔軟性については、次に述べる膝関節についても相当低下しているのは同様だ。

# ④ ウサギ跳びについて

## ♪子供たちの膝の可動域も今と昔でかなり差がある！

　現在では、ウサギ跳びは膝を痛めやすいため、旧時代の根性論やイジメの代表のような扱いで、全くさせられなくなった。単に筋トレ目的であれば、このような傷める可能性のあるものはさせなくてもよく、他にスクワットなどの、より安全な筋トレ法が周知されている。少しでも傷めている膝には、勢いをつけて最大屈曲肢位を強いてしまうこのウサギ跳びは決してさせてはいけないのは、診療サイドからも当然である。

　我々は診察室で患者さんの膝の可動域を確認することが多いが、今の成長期以降の若者では仰臥位（あおむけ）で膝を屈曲させた場合、痩せている子でも、踵をお尻に押さえつけようとしてみても、多くが踵とお尻が触れない傾向にある。もちろん彼らも一応、正座姿勢はなんとか可能だ。対して、普段から正座をしている中高年婦人なら、お尻と踵は容易に両者が触れることが多い（図4-1）。

　このように、正常といえる状態であっても、生活環境によって日頃の最終可動域は以前とは個人差が大きく生じている。かつて正座・和式トイレが普通の生活環境であった時代は、多くの若者でもお尻と踵が容易についていたのだ

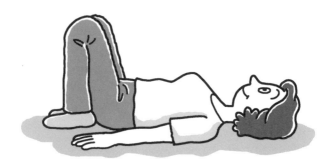

〔中高年〕

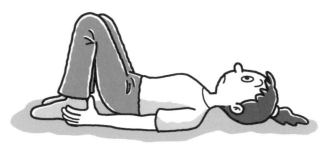

〔若者〕

図4-1

ろうが、和式環境を全く経験していない今の子供たちでは、なるほどかつての我々よりウサギ跳びで膝を傷めやすいのは当然といえば当然なのだろう。また、足関節も硬い分、ウサギ跳びでは膝が強いられる負荷がより強くなると見られ、同じ動作でもより傷めやすいことに通じてしまっているのだろう。

## ♪あえてウサギ跳びの勧め

　だが、皆さんからは非難を浴びるだろうが、私は十把ひ<ruby>とからげ<rt>じっぱ</rt></ruby>でウサギ跳びを反対するのはどうかという意見だ。もちろん足関節を含めた脚周りの可動性の大きさが不要なスポーツ種目なら、今さらあえてさせる必要はない。しかし可動性の大きさがより必要なスポーツなら、単に反対するのではなく、筋トレとしてではなく、脚周りの関節可動域を高めてくれる柔軟体操の一つとして、私はありだと思う。

　もちろん質と量の制限が必要だ。若い中高生の、健康で傷めていない膝に限るのは当然だし、どこかの神社の階段をウサギ跳びで登れとか、運動場を1周させろ、などと言ってるわけではない。何か愁訴のある者には決してさせてはいけないが、バレーボールならコートの幅9m往復程度、サッカーならペナルティエリアの幅程度、その他バスケットボールでもなんでも、短い距離をおこなう程度なら、膝の負荷もさほどではないはずだ。もし、それぐらいの質と量で傷めるのなら、ウサギ跳び以外の他の練習でも傷めるはずで、柔軟性を求めるための手段としてはさほど無茶なものとは思えないのだが……。踵を浮かして跳ぶのではなく、足関節をできるだけ背屈させつつ踵をつけて屈んで歩かせるだけでもよいだろう。

　私はバレーボール経験者なので、特に繰り返し強調してしまうのだが、屈み込む姿勢はほぼレシーブ姿勢そのもの

であり、足首や膝が硬く、屈んで踵が浮いてしまって、深く屈みこめない腰高の者に、守備範囲が広くて低いボールに対してもレシーブ上手の選手はいないはずだ。また通常のレシーブ練習で、硬い下半身を無理強いするかのように勢いよく屈ませれば、それで傷めてしまう可能性も高いのではないか？　いっそのこと、レシーブ練習の前に、ウサギ跳びをさせたり深く屈んで歩かせたりして、柔軟性を十分に高めてからの方がまだ安全だと言えないだろうか？

　量さえ制限すれば、膝・足関節を中心とした脚周りの関節や筋腱の柔軟性を高め保持していくための練習としては、私は決して悪くない柔軟体操だと考えてしまう。障害予防のためにも、下半身の柔軟性をおろそかにしてはいけないことは誰にでも理解できるはずで、やりすぎはもちろん問題が生じてしまう可能性はあるが、現場の指導者は一体どのように見て、どのように考え、どのように対応しているのだろう？　下半身の柔軟性も重要性であることは理解しているのだろうが……。柔軟性なんてなくてもよいなんて思っているはずはないだろうし……。別の対応策を講じているのなら、了解とすることにしよう。


### ✐筋肉痛を知らない母親たち

　最近、診療の現場で困ったことが続いている。ある時は、普段運動しない幼稚園児が激しく運動しすぎたのか、脚が痛くて歩行時に痛みを訴えて母親が付き添いで来院。さほ

ど明確な所見がなく、筋肉の使いすぎによる痛みと判断して、「筋肉痛でしょう」という説明をしたところ、まだ20代の若い母親だが、生まれてから今までウサギ跳びの経験もなければ、これまで強い筋肉痛を経験したこともなく、筋肉痛で歩くのがつらいという状況が理解できないという。これはやっかいな困った世の中になったものだ。これまでは、「運動後の、例えばウサギ跳びのあとの筋肉痛」と言えば、それだけで理解してもらえたのだが……。今後このような親が増えていくのだろうと思うと、どのように説明したらいいのかと、さすがに面倒でイヤになる。もちろん、病的疾患が隠れている場合もあって、こちらも筋肉痛であると断定できるだけの100％の自信はないので、経過不良なら数日後前後には必ず再診するように母親に指導はした。

　また、正座のように、膝を深く曲げて座ることが足の発育に悪く、背丈に影響すると言われていたこともある。しかしこの話は近藤四郎先生（京都大学霊長類研究所初代所長）の『足の話』（岩波新書）によると、入沢達吉博士により大正時代にすでに関係ないものとして反論・否定されたと記されている。正座なるものが広まったのは意外に新しく、庶民生活での畳の普及に関連しており、江戸時代の元禄・享保の時代になってようやく正座が愛好されるようになったという。したがって、正座等を理由に西洋人との体型や脚長の比較を理由付けするのは、根拠に薄く、正座

と身長・脚長には関連性がないと記されている。現代の健康な学生の膝にとっても、丸一日座り続けるようなものではなく短時間の習い事程度のものならば、全く不安視する必要はなく、さまざまな面からもメリットが大いに期待できるはずだと思う。

# ❺ 準備運動・柔軟体操と スポーツ障害・傷害の話

### ♂今の時代、クラブ活動時の準備運動はテキトー？

　私の住む近隣の中学・高校のことだけではないと思うので、話をさせていただくことにする。私の高校時代（昭和40年代後半）には、午後の6時限目授業が2時50分に終了し、その後遅くともクラブ活動は午後3時15分頃には十分に開始できていたと思う。ところが、今は開始が4時頃らしい。私立の勉強熱心な学校ではもっと遅いと見られ、一部にはクラブ活動がおこなえない学校もあるという。

　そのためにないがしろになってしまっているのか、クラブ活動の際の準備運動が省略されて、かなり適当ないい加減なものになっているようだ。確かに、大阪の日の入り時間は12月上旬が一番早く、16時47分（東京では16時28分）だ。クラブ活動が4時頃に始まれば、屋外スポーツなら大阪ではわずか50分足らずで暗くなってしまう。東京なら30分もない。時間を惜しんだ結果、準備運動・柔軟体操を省略しているようだ。しかも冬場だけではなく、開始時間の早い土日でも、日の入りが遅くなる夏場でも全く同じだということだ。顧問がある程度以上の経験者なら、準備運動をなおざりにすることはないと思うし、どの種目でも、強豪ならそんないい加減なことはしていないはずだ

45

と思うのだが、一般にはかなりテキトーな現状……と言わざるを得ない。

## ♂準備運動・柔軟体操は障害予防に必須！

もっと、準備運動・柔軟体操にこだわってみよう。常識として、柔軟性があればスポーツ傷害や障害を起こしにくいとは誰もが認識しているだろうが、スポーツパフォーマンスを高めていくためにも、なおさら適当にしてはいけないものだ。

生理学的な難しいメカニズムについては、町医者の私には語れないが、診療の現場で、どうして柔軟性が高いと障害を起こしにくいのか、ということについては、私は以下の例え話を持ちだして説明している。

それは「トビラ」や「引き出し」だ。まず、蝶つがいがあるものでも引き戸でもトビラをイメージしてもらいたい。あなたがそのトビラを開ける際、トビラをどこまで大きく開けるか？ 最大限まで勢いに任せて開けるのか？ そして閉める時は？ 力強くバタンと勢いよく？ 丁寧におこなわないと、回りの人から「壊れるだろ！」と叱られるはずだ。「引き出し」でもわかりやすい。最後まで勢いよく開けてしまうと、はずれてしまったり、あるいは壊れてしまうだろうし、閉める時も途中までは勢いよく閉めても、最後はやさしく静かに閉めるはずだ。

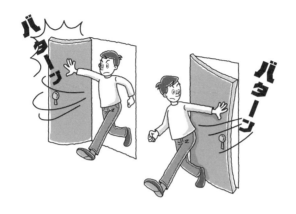

　スポーツ動作で要求される必要な関節の動きに対して、プレーヤーの持つ可動域が十二分にあれば、障害を起こす可能性は低いだろうが、要求される動きと本人の持っている可動域が「トビラ」や「引き出し」と同じく、限界で激しく使い続けると、そのうち傷む・壊れるかのようなイメージが湧くだろう。先ほど例にあげたように、足関節の硬い子に無理やり坂道ダッシュをさせるようなものだ。

　レベルの高い動作であればあるほど、練習量が増えれば増えるほどに、常に可動域ギリギリの環境で質と量において目一杯使っており、障害を起こさせないためには、ほんのわずかでも余裕があるかどうか、そのわずかな余裕を常にキープし続けることが大切なのだ。この概念はおそらく、どんなスポーツ、どんな動作でも、さらに身体のどの関節や部位、あるいは各部の筋繊維でも共通のはずだ。

使いすぎて炎症を起こし障害を発症していく途中過程な
ら、関節や筋の可能な動きは徐々に低下し、余裕がなく
なっていく。しかし、まだ痛みが出ていなければ、本人は
そのまま同じペースで練習を続けてしまう。幼くて若いほ
ど、障害に対する意識もないし、周りの期待があればなお
さら、多少の違和感程度のものがあっても、真面目な子供
たち自身からは休みにしたいなどとも言えず、やり続ける
ことになる。特に、連休や大会が続くと運動量は一気に増
えてしまう。そうしてどこかで炎症が増悪して限界を超え
てしまい、同じ動作であってもより強い痛みが生じ、困り
果ててから医療機関にやってくることになる。

　例えば、野球の肘障害では、来院時にはその時点で肘の
伸びも曲がりも悪いし、X線検査でもすでに相応の骨の変
化も認められることが多い。そうなると、可哀想だが、少
なくとも当分は投球禁止ということにならざるを得ない。
肩も同様だ。こじらせないためには、それぞれ個々の関節
のコンディションを常にチェックする必要がある。そして、
痛みに耐えて頑張り続けても決してご褒美はなく、逆に頑
張った分だけよりペナルティになってしまうことを周知さ
せることだ。
　診療サイドからは、痛みが消失してもすぐに復帰させる
わけにはいかず、原則は関節の可動域が回復するまで復帰
させられないし、投球フォームの改善が必要となる場合も

あるだろう。選手の引退の多くの理由は年齢ではなく、ケガ・障害であり、長期にわたり治療をおこなっても、十分満足なパフォーマンスが発揮できなくなった時点で引退となっているはずだ。

　イチロー選手は大リーグでも相当長期間にわたり、40代半ばでも、なおもすばらしい活躍だった。大リーグに移籍した頃の彼に関する報道では、いつもグラウンドでのストレッチにかなりの時間を割いているのをテレビ等でよく見たものだ。特別例外的な存在なのだろうが、25年以上にわたって大きな障害や目立ったケガなく、誰よりも長く、非常に過酷な環境下の第一線で活躍し続けられたのは、できるだけ早くグラウンドに出て、相当な時間をかけて準備運動をし、全身の可動域をベストに高めてから徐々に運動量を上げて、常に万全の体調で試合開始に臨んでいたからであろうし、試合終了後も、またシーズンオフでもそう努めていたと聞き及んでいる。

　なかなか比較にはならないが、今の学校クラブ活動では、顧問の不在も問題になるようで、先生方もさまざまな対応に追われ忙しくて大変だが、準備運動という点についてはあまりにもなおざりにされすぎだと思う。

　またできるだけ丁寧におこなうには、一人では十分な柔軟体操はできるはずもなく、少なくとも二人一組できっちりおこなわないと効果は期待できない。一人でも肩や手首・足首を回したり、膝の屈伸、アキレス腱のストレッチ

程度等はできるかもしれないが、体幹の柔軟体操は一人では限界があり、前屈ももちろんだが、特に背中を合わせてお互い相手を背中にのせて背骨を反らせるような背屈のストレッチは一人では絶対にできないものだ。もちろんふざけておこなうのは絶対だめだが、普段やっていれば、次第に適当な強度がわかって問題なくできるはずだ。

　確かに柔軟体操自体は面白くもないし面倒だ。しかも時間ももったいないのだろうが、柔軟性が以前より低下している現在の学生においては丁寧に、時間をかけておこなうべきであることは言うまでもないだろう。

## ♂柔軟性があればスポーツパフォーマンスも高くなる

　部位にもよるが、柔軟性そのものがそのままパフォーマンス向上に強く直結するとみなすこともできる。そもそも筋は、その筋繊維が引き伸ばされ、その後に収縮して縮もうとした瞬間に、筋力を発揮する。現実的には単純に、より最大に伸展された瞬間に、より最大に力を発揮すると考えていいだろう。中途半端な伸展状態では、中途半端な力しか発揮できないと考えてよい。つまり身体のどこであれ、関節の柔軟性向上が、そのまま筋繊維がより伸展されることにつながり、筋力アップに通ずる可能性が高い。

　このパフォーマンスに直結する部位の代表は、肩甲骨とその周辺筋だ。この部位は体幹に含まれていて外見からはわかりにくいが、背骨やあばら・骨盤から起始して肩甲骨

についている筋群が力強く作用してくれている。野球やゴルフのように、投げる・振るといった、腕を大きく力強く速く使うことを要求される動作では、この部位を最大に生かすことがそのままパフォーマンス向上はもちろんだが、障害予防にも通じる。最近ではエンゼルスの二刀流、大谷選手の肩甲骨の柔軟性の大きさが一時話題になっていたが、広島カープからドジャーズへ移籍した前田投手のマエケン体操も、この部位を意識したパフォーマンスであり、肩甲骨を意識して最大限にストレッチさせていると考えてよい。イチローのレーザービームも、誰よりもこの部位の可動性と筋力を最大に生かしたスローイングだ。幼い時にはまだ筋力が乏しくとも、この部位のストレッチ運動を中心に練習を続けることで、成長とともに充実していくことになる。

　子供は元々この部位の柔軟性が非常に大きい。生まれる時はどの子供でも肩甲骨が鳥の羽のように折りたたまれ、頭の大きさより肩幅が小さくなって生まれてくるのだ。出産を経験した女性なら多くの方が知っているだろうが、難産かどうかは実は頭の大きさで決まり、肩幅で決まるものではない。その後成長とともに、次第に肩甲骨の大きな動きは徐々に低下していく。

　この低下を防ぐには、私が思うに、幼い幼児期から日々腕を振り回すような、あるいはぶら下がるような活発な外遊びが好ましく、成長期以降も丁寧な肩周りの柔軟性の維

持が重要で、やらなければ確実に落ちていくことになる。後からは大きな改善は難しいはずだ。

　始める年齢の影響が大きい野球やゴルフでは、日々身体の柔軟性向上に努めていくこと自体がそのままスポーツパフォーマンス向上とともに障害予防にもなる。時間をかけて日々丁寧にやることが大切で、いずれはご褒美として返ってくると信じて根気よく継続して地道におこなっていくべきだろう。また、一見か細く見えても学生ゴルファーの飛距離が一般アマチュアとは比較にならないこともよく知られた事実だが、私はこの部位の可動性の大きさや動きの滑らかさがそのままスイングスピードに直結しているためと考えている。

　もしこの筋力を高めたいがために、ひたすらマシンで鍛えたとしても、結果、筋肉が厚くなって硬くなり、逆に可動域が落ちて伸展が不十分になってしまったり、腕が太くなって厚くなれば本来のスムーズな動きの邪魔となり、期待に反してパフォーマンスが低下してしまう不安もある。そのためスポーツ種目や鍛える部位、やり方によっては、過去には筋トレ自体が有効ではないとされていたこともあったようだ。私は肩甲骨周りを含めて柔軟性の維持向上に努めた上でこの部位の筋トレをおこなうべきと考える。肩甲骨周辺は最近よく耳にする「体幹」の中核をなす部分でもあって、現在はこの部位の筋トレがよく勧められているのも当然なのだろう。

　いかがだろう、スポーツ動作における柔軟性や準備運動
の重要性を認識していただけただろうか？　体育の授業で
も柔軟体操はおこなわれているにもかかわらず、最近の学
校クラブ活動ではそれ以下にしかおこなえていないという
状況は私には大きな疑問だ。現代の多くの学校クラブ活動
において、府県・地域によって差があるのかもしれないが、
かつて運動部に属していた我々世代の多くは、柔軟体操・
準備運動がこれほどまでにないがしろにされている現状を
きっと知らないものと思う。今の時代、クラブ活動もさま
ざまな難しい制約が多すぎるのであろうが、この点に関し
ては学校教育関係者の方々に見つめなおしていただき、子
供たちの身体を守るために是非とも改善していただきたい
と強く思う。

# ⑥ ストレートネックの話

### ♪今時の若者の頚椎はどれほど悪い？

　最近、「ストレートネック」という頚椎の状態が話題にされるようになってきた。これは特別に悪い状態だということのようだが、もしそう考えているのなら、診療側はもっと現実を正確に把握すべきだと私は思う。

　頚椎は七つの骨で形成されており、上から二つは主に左右への回旋運動を担い、下五つは主に前後の屈伸運動を担う。本来この七つの骨は、正面から見ると真っ直ぐではあるが、横側から見ると、前方凸のカーブを形成している（図6-1）。この前方凸の弯曲を「前弯」と表現する。スト

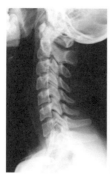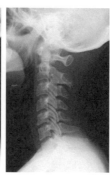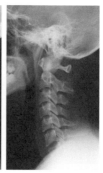

図6-1　理想的な生理的前弯

レートネックとはこの
前弯のカーブが消失し、
直線化しているという
ものだ（図6-2）。本
来の生理的な前弯を呈
さず、直線化すること
によって、頸椎は頭部
を支持する本来の能力
が低下し、現代人に多
いさまざまな愁訴を招
くことになるという。

　しかし私が思うに、
今の時代、ストレート
ネックがものすごく悪
いなんて、何を今さら？

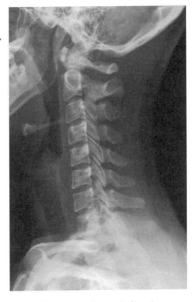

図6-2　ストレートネック

と感じてしまう。実は今時の若者では、ストレートネック
よりも悪い方が大多数なのが現状なのだ。

　診察室では何か症状がないとX線写真は撮らないし、
愁訴のある患者さんに対し、医師側が指示してX線検査
をおこなった結果、ストレートネック以外に他の異常所見
がなければ、症状の原因をストレートネックのせいにして
しまうのだろう。しかし、症状のない人間では生理的前弯
が当然保たれているものと診療側が勝手に思い込んでいる
だけに過ぎない。私に言わせればこれが大きな間違いだ。

周りの若者にそんなにいい姿勢の頚をしている者などほとんどいないのが現代日本の現実だ。

　私は20年前に某企業の社員たちの頚椎の検診をしたことがある。20代から30代、男女合わせて200人（もちろん全員が無症状）全員に頚椎のレントゲンを6方向撮影した。結果は、理想的な前弯カーブがあった人はたった2割、ストレートネック3割、残りの5割はさらに悪いS状の蛇行（図6-3）と、前弯の逆の後弯（図6-4）がそれぞれ半々という割合だった。つまりすでに20年前でも生理的前弯は2割程度しかなく、ストレートネックでも十分にマシな部類だったのだ。

　現在50歳以下の日本人が20年前からこの状態なのだから、今の30代以下ではもっと悪いものと確信する。そこで、改めて今回20人ばかり、21歳から34歳の知り合いに頼んでレントゲン撮影させてもらったところ、ストレートネック5人、後弯が10人、S状蛇行変形が3人で、生理的前弯のものはわずか二人だけだった。実はこの二人は地方出身者であり、私は都会ではもっと姿勢不良が多く、理想的な前弯姿勢はもはやほぼ絶滅に近いのではないか？　とまで感じてしまっているのだが、さて他の先生方はどのように見ておられるのだろう？

　社会人ともなれば、多くの職場でデスクワーク時はもちろん、長時間にわたり下を覗き込むような姿勢を要求され

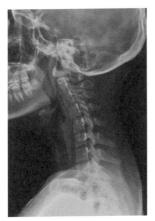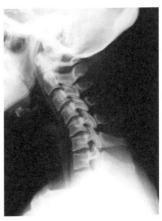

図6-3　頚椎　後弯

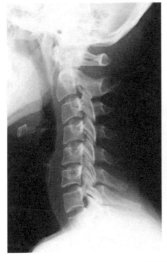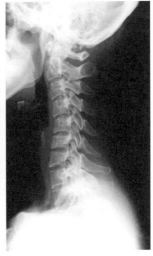

図6-4　頚椎　S状変形

るだろう。主婦業においても炊事や掃除等、常に下向き仕事がほとんどだ。日頃の上向く作業はせいぜい洗濯物を干す時ぐらいのものであり、原則、目線が正面ないしは上を向く機会は極めて少ないはずだ。成人以降は、一旦出来上がってしまった後弯姿勢は、現代日本においては改善される可能性はほとんどないだろう。

## ✒️理想的な頚椎の育て方が今は……

なぜ、こんなに若い人たちの頚椎の姿勢が悪くなったのだろう？

赤ん坊は腹ばいでハイハイして頭をもたげている。この時、頚は理想的な前弯位をとっている。そのまま、立ち上がって走り回り、外で活発に遊んで、あるいはスポーツをしていればよかったのであろうが、高度経済成長以降は子供たちの生活環境が大きくガラッと変わってしまった。町中ではもはや外で遊べなくなったのがやはり最も大きい。また多くの子供が小学生の頃から相当長時間、悪い姿勢で勉強し、勉強はしなくともゲームはするし、マンガも読む。団塊の世代以降の我々の世代までは、子供時代、本に目を近づけて読むと目が悪くなると言われ、親に背中へ物差し・定規を入れられたりして、ことあるごとに姿勢をやかましく言われたものだ。しかし、自分たちがされてイヤだったことを子供たちに嫌われたくなかったためか、親世代ほど自分たちに自信が持てなかったのか、次の世代によ

い姿勢の大切さを一切伝達してこなかったのではないだろうか？

　さらに拍車をかけたのが、1983年の家庭用ゲーム機の登場だ。どの家庭でも、子供たちはリビングに座り込んで長時間、夢中でゲームをしていた。その後の携帯型ゲーム機やスマホの普及もあり、子供たちは毎日毎日、常に下を覗き込むような姿勢を長時間、繰り返しおこないながら成長していった。しかも、もうすでに今時の学校の先生たちも、自分の子供時代に姿勢を指導された経験のない者ばかりになってしまっているようだ。そして、ゲームやスマホによる影響はすでに日本だけではなく世界的にも広がっているのかもしれない……。

　生理的前弯があるかどうかは、外見からもある程度の見当がつく。身体を横から見てみよう。ほぼ肩の高さで肩関節の中央に第7頸椎があり、耳穴付近が第1頸椎だ。この肩関節中央と耳穴を線で結んだ時、直線がほぼ垂直に近い必要がある（図6-5）。しかし今時の若者は、耳穴が胸近くまで前方に位置していることが多く、引いた直線が前傾しており、これでは生理的前弯姿勢であるはずもなく、彼らの多くが後弯を呈していることがわかる（図6-6）。

　最近はやや下火になりつつあるのかもしれないが、若い女性用のリュックだ。ファッション性のためか、肩ヒモを長くして背中のかなり下方に位置している。彼女らを観察

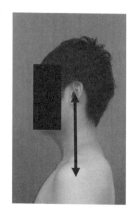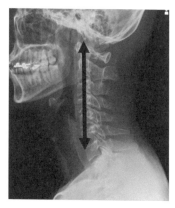

図6-5　肩関節の中央と耳穴がほぼ垂直線上にある

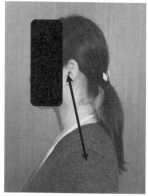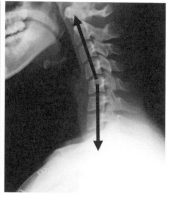

図6-6　耳穴が肩関節中央よりやや前方にある

すると、リュックの重みに対抗して前後のバランスをとるために、一層顎を突き出したり、頭を前へ倒すような姿勢をとってしまうと見られる。昔ながらのリュックは背中・肩・上半身全体で支えており、重くなるに従い、逆に顎を引いて背負うようになっていたと思う。

　前述の和式トイレ時の屈むという動作一つとっても、頚部を反った姿勢をとっているはずで、若者の頚部の問題にも和式生活をしなくなったことが関わっていたのだろうと推測できる。もちろん次項の背骨の姿勢にも大きく関係しているだろう。

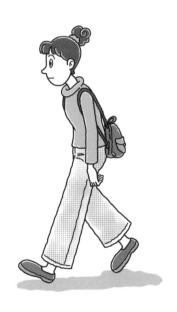

# 7 若者たちの姿勢について

## ♂女性の座り姿、昔はもっと美しかった？

次は最も重要な身体の中心、姿勢・背骨について話そう。通常、腰の部分の腰椎は横から見て頸椎と同じく前方凸のカーブ、すなわち前弯が生理的で理想的な姿勢である（図7-1）。私の印象では、最近の若者は、先述の頸椎だけでなく、腰椎も生理的前弯の消失をはじめとする種々の異常をきたし、慢性腰痛

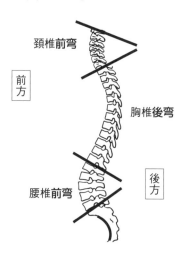

図7-1　横から見た脊椎の生理的なカーブ

を生じているケースが相当、増えてきているのではないかという懸念があり、ここでは私なりに、幼児期からの生活習慣を通して腰・背骨の姿勢について論じてみようと思う。

最近の若者は……とは昔我々がよく言われたセリフだが、

　私も使わざるを得なくなってしまった。彼らについては、診療所内の待合室や診察室でもそうだが、日頃、中高学生や若者の電車内で座っているその姿勢が目に余り、気になって仕方がない。私が思うに、彼らの頭の中には姿勢というものに対する意識が全くないと思わざるを得ない。

　多くの整形外科医は、現在でも、頚と同じく一般人では腰も生理的前弯が保たれていると認識しているはずだ。しかし現代の若者のほとんどが、すでに頚部の生理的前弯が消失していることは前に述べた。私は頚椎とも関連して、腰も相当姿勢が悪化していると思う。普段の立ち姿では、悪い姿勢もわかりにくいものだが、座っていればより目立つ。よい座り姿勢とは、骨盤が立ち、腰がやや反って、骨盤の真上に肩、さらにその真上に耳穴がくるような姿勢だ。しかし、今時そんないい姿勢で座っている若者を街中で見かけることはまずない。

　私の周りに限らないはずだが、彼らの多くが、電車の中で脚を広げて投げ出し、背中や首を丸めたまま、あるいはのけぞりふんぞり返ってスマホをいじっている。車内で杖をついたおばあさんが自分の前にいても、席を代わるどころか、姿勢を正して邪魔な脚を引っ込めようとしない者も見受けられる。我々の世代なら、さすがに人前ではそんな姿勢や行動は恥ずかしくてとらないし、身内なら注意をしてしまうものだ。もしかして彼らは姿勢の正し方すら知らないのかと思えてしまう。彼らは電車の中の人前でも堂々

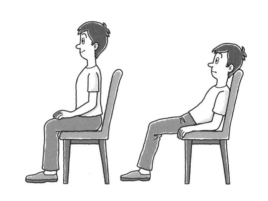

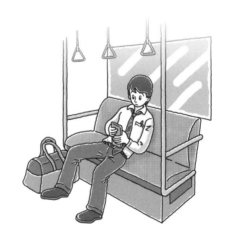

とそんな姿勢をとっているのだから、自宅でも学校でも朝
から晩まで、きっとそのような、あるいはもっとくつろい
だ、ゆるんだ姿勢で過ごしているに違いない。

　もちろんそれは男子だけではない。残念ながら女子学生も同様の傾向で、彼女たちも背中を丸めて、あるいはのけぞって、膝も開いて座っていることが多い。我々の学生時代には、女生徒たちは座り姿だけでも、もっと美しかったと思うのだが……。

　実は、整形外科医が対象とする子供の背骨の問題点とは、一般には左右に非対称となる側弯（図7-2）だけで、学校でおこなわれている運動器検診も、この脊柱側弯だけをチェックするものである。

　側弯は成長とともに極端に悪化する可能性もあり、場合によっては装具や手術治療が必要で、早期発見が非常に重要となるが、現在の医学的な立場では、脊柱側弯症の発症後においては、姿勢を正すことにいくら努めたとしても、側弯の進行を明らかに制限したり、また改善させることは困難とされており、日頃の姿勢と側弯については直接の関連性はないとされる傾向にある。

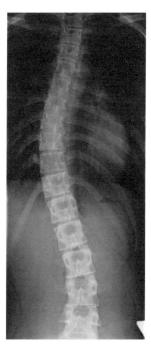

図7-2　脊柱側弯症

加えて一般的に姿勢の悪さの代表とされる、横からの見た目のいわゆる猫背姿勢についても、検診では全くこだわっていない。猫背姿勢は、生活習慣や意識次第である程度は改善できることもあり、脊柱側弯とは全く異質のものであって、猫背姿勢そのものは病的なものとは考えていないからだ。

　通常、病院などで身体の側面からX線写真を撮る場合、日頃の姿勢がよくわかる座位姿勢ではなく、基本は側臥位（寝て、左右どちらかを下にする姿勢）で上から、または立位で側面から撮る。技師の方もある程度、腰の基本姿勢を意識させて撮っていることもあるだろう。したがって整形外科医側からは姿勢の不良自体を把握しづらいのも事実だ。

　しかし普段の生活でよい姿勢をとろうとしたこともなく、さらに指導されたこともなければ、よい姿勢をとろうとしてもとれないはずだと私は思うし、日頃から意識せずとも、よい姿勢でいるにこしたことはない。猫背とは逆の、反りすぎもよくないのだが、日頃からよい姿勢を保つためには、どのような環境がよいのだろう。

### ♂今時の若者たちの姿勢は？

　彼らの普段の生活を見てみよう。寝ている時間を6〜8時間とすると、残りの16〜18時間のうち、座っている時間と立っている時間はどちらが長いか？　学生なら、通学

　時間と体育・運動クラブ以外、食事も含めて座っている時間の方が圧倒的に長いはずだ。小学校低学年から高校までの成長期の間、彼らはおそらく人生の半分以上の大半の時間を座位で過ごしている。にもかかわらず、座位でのよい姿勢を指導されたり、注意を払うこともなく緩んだり、くつろいだまま、骨盤を後ろに傾けて寝かせ、背中を丸めた猫背姿勢かまたはのけぞり、両脚を広げて座り続け、姿勢を正すこともなく生活しているものと見受けられる。

　直立二本足歩行となったヒトは、いくら立ち姿勢が基本であっても、現代社会では座り姿勢の比重が極めて高い。彼らがそのまま悪い姿勢で座り続け、改善を要するという意識を持たない限り、成長期がほぼ終了する高校生の時点で、骨盤が後方へ傾いた悪い姿勢でしか座れず、もしかしたらそのまま固まってしまうかもしれない。

　よい姿勢を意識させてみて、ごく短時間で苦痛となって崩れてしまうようなら、当然立ち姿勢にも大きく影響しているはずだと思う。よく見ると膝も片方がいつも曲げ気味で、常に左右どちらかに偏って立っているようにも見受けられ、一定時間、背すじを伸ばして左右対称に直立することも、ピシッと立たされた経験もおそらくほとんどないのだろう。また骨盤を後方へ寝かせてしまった姿勢では、骨盤の深部の筋肉、特に股関節を外へ開かせる筋群が緊張するためか、両膝を閉じきれず、膝を広げてしまいやすい。日頃見かける、両膝を広げた彼らの座り姿勢も、骨盤を立

てて座れていないためと見てよいだろう。

## ♪若者の姿勢を崩してきた要因とは？

　ただ、彼らも自分からわざと姿勢を崩してきたわけではないはずで、何かやむを得ない事由があるのかを私なりに考えてみた。

　家庭のリビングでテレビを観ている場面を想像してみよう。おそらく多くがソファーに座り、または床なら男性は胡坐、女性は割座（今で言う「女の子座り」）か横座りで観ていることが多いだろう。

　私が思うに、ソファーが特に曲者だ。まだ姿勢の出来上がっていない幼い子供たちを我々中高年と同じようにソファーに長時間座らせていないだろうか？　子供には硬めの布団が姿勢にいいとよく言われるが、それは、柔らかすぎる布団では沈み込みすぎて背骨や骨盤の姿勢が崩れてしまうためだ。ソファーも全く同じ、いやそれ以上に、深く沈み込んでしまうことで、座り姿勢に相当な悪影響を及ぼしているのではないだろうか？　幼い就学前であればなおさら、柔らかすぎる布団以上にマイナスになってしまうものと私は思う。

　ソファーに座ってみると、骨盤が深く沈み込んで後方へ傾き、背骨が後方凸の舟底状に後弯化しやすくなる。そのまま座っていると、時間経過とともに臀部が前へ少しずつ移動してしまい、最近の傾向でもある股関節の硬さも加

68

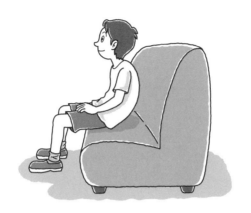

わって、よりいっそうのけぞって、ふんぞり返るような姿勢をとってしまう。その後に、上半身を起こして座りなおしてみたところで、改めて骨盤を立てて背すじを伸ばしてよい姿勢をとろうとしない限り、背中が丸くなったまま、両脚を閉じることもなく、居心地がよい分、悪い姿勢の時間が長くなってしまうだろう。ソファーに座って足が床につかない幼い子供たちほど、背中が丸くなってしまうかもしれない。

　周囲の大人が注意をしない限り、幼い子供たちはそれが身体によくないことだと認識することもなく、悪い姿勢が普段の姿勢としてそのまま生活し続けることになる。悪い姿勢でゲーム等に長時間興じて没頭してしまうのも悪影響なのは明らかだ。もし彼らが注意を受け、その注意を素直

に受け止めて、改善すべきであるという意識をどこかに持っていれば、まだ問題が少なく済むのだろうが……。海外ではどうなっているのだろう？　よい姿勢を保つ子供用のイスもあるように聞いたこともある。

　日本人はより柔らかめのふわふわのソファーを好んできたのだろう。車のシートも海外に比べて柔らかめに作ってあるということも聞いた（某メーカーの逆輸入車も硬めに作ってあるそうだ）。対して、コタツはどうだろう。コタツも長い時間座っていれば腰が痛くなりそうだ。私もコタツ世代だが、ソファーより沈み込みにくく、骨盤の後ろへの傾きが少なく済むために、背骨・腰にとっては、コタツはソファーよりずっとまだマシだったろう。しかし最近の、座イスにもたれっぱなしでコタツに入っているという傾向もよくないものと私には見える。他にもいろいろな要因があるかもしれないが……。

　見た目にも、横から見て、骨盤が立ち両膝を揃えて腰がやや反り、胸を軽く張り肩甲骨が後ろに回り、肩が骨盤の真上、さらに耳穴がその上にくるような女性の座り姿も、私だけではなく皆さんも美しく好ましいと思うはずなのだが、日常で

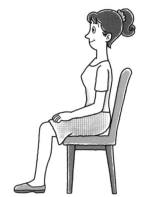

そんな姿勢にお目にかかるのは、もはや難しい。

　（猫背の逆で腰部が反っている成人女性も確かにいる。反りが強すぎれば神経の通り道が狭くなり、背筋も過緊張となって、腰痛を招きやすくなる問題点もある。しかし今の成長期の若者に関しては、圧倒的に骨盤後傾・猫背姿勢の問題が大きいと見る）

## ♪忍耐力養成も姿勢から⁉

　私の周りの今の多くの若者たちは、普段、ソファー中心のくつろいだ生活環境の下で、家庭でも学校でも、周囲の大人たちから立ち姿勢や座位の姿勢に対する指導を全く受けておらず、幼い時分からの悪い姿勢がそのまま身についてしまっていると私は思う。くどいようだが、彼ら自身も自分たちが普段から悪い姿勢であることや、よい姿勢がいかなるものかも知らないのだろう。もちろん改善すべきだという意識もないし、骨盤を立てて両膝を閉じて座った経験もなく、よい姿勢をとる術も知らないようだ。それほど、よい姿勢とは無縁の生活をしているように私には見える。過去には学校で座高を計測していた時代があり、座った時に背中を屈めがちの子もいたかもしれないが、今はそういった環境ではないだろう。

　だが、学生時代は自分たちの姿勢に全く無頓着にくつろいだ環境で生活できていたのに対し、社会人ともなると、それまでの環境とは大きく異なってしまうことになるはず

71

だ。彼らも、肉体的な問題として、朝から夕方までの長時間にわたる立ち仕事であったり、重量物を繰り返し運んだり、あるいは中腰姿勢でのつらい作業などの就労環境に遭遇することはあらかじめ了解しているだろうし、人間関係のストレスといった精神面についてもある程度覚悟して就職しているだろう。しかし社会人生活は、業務内容以外にも集団としての規律や規範の順守も要求される。

　当然、入社直後の社会人1年目なら、立ち仕事はもちろんだが、たとえデスクワークであっても就業中はよい姿勢を要求されるに違いない。それまで姿勢に関して注意や指導を受けたことも、よい姿勢を意識したこともない者にとって、社会人生活を送ることになった途端に、上司・先輩たちに対してこれまで経験したことのない未知の堅苦しさに直面してしまうのに加え、接客ともなれば改まった姿勢での応対・挨拶を、連日にわたり終日の長時間、繰り返し否応なしに強いられることになる。我々中高年世代にとっては、個人差はあれ、ある程度の時間よい姿勢を保持すること自体、さほど苦痛とは感じないのだが、経験のない彼らにとっては、入社初日から窮屈な姿勢を常時強要されることは、耐え難いつらい問題となって立ちふさがり、立ち往生してしまうのではないだろうか？

　最近、よく話題になる入社・研修直後の彼らの離職も、理由が明確でない場合は、私はこのギャップの大きさが一番の理由ではないかと考えてしまう。つまり、たとえ希望

していた職種・会社に就職できたとしても、初日からの思いもよらない想定外の窮屈さは彼らの人生にとって全く経験することのなかったものであり、今後の長い社会人生活を考えると、ゴールの見えない不安感、耐え難い未経験のストレスとなって、心身両面での体調不良までも招いてしまうのではないだろうか？

　私には、幼い時分からの日頃の、よい姿勢を保とうとする意識・経験の繰り返しそのものが、個人の忍耐力や根気強さにも大きく影響しているように思える。日頃から物事に集中できる能力も、よい姿勢であればこそ発揮でき、さらには社会人生活における打たれ強さや粘り強さにも貢献しているのではないかとさえも思えてしまう。

　姿勢がよければきっちりとした挨拶やお辞儀も苦もなくできるだろうし、見方によっては、今の時代、座位でも立位でもよい姿勢を一定時間以上にわたって保持できるかどうかが、社会人としての基本的な忍耐力を評価する指標の一つと言えるのかもしれない。

　また近頃、「飲みニケーション」が若者に嫌われる傾向にある。確かに上司・先輩側にも問題があるのだろうし、若者にとっては仕事を離れて趣味を楽しみたい時間なのかもしれないし、それぞれ個々の事情も大いにあるのだろう。しかし彼らの多くが「飲みニケーション」を嫌うのは、就業中と同じく精神的にも肉体的にもくつろぐことのできない窮屈な時間・空間としか感じとれず、職場仲間と協調し

て交流するというプラス面よりも、ストレスや苦痛をさら
に増大させてしまうマイナス面としか捉えられないためで
はないだろうか？　上司・先輩たちはリラックスして自分
への御褒美として多少は後輩を気遣いながらも心ゆくまで
楽しんでいるようだが、若者たちは就業中と同等以上の窮
屈さを就業後にもペナルティのごとく強いられると感じて
おり、彼らにとっては楽しいはずもなく、交流を避けてし
まいたくなるのも当然だろう。常にギリギリのラインで耐
えている彼らに対し、周りに対する気遣いや思いやり、協
調する余裕までも要求するのは、あまりにも酷ということ
にもなるのだろうか？

　日頃の姿勢の良し悪しだけで私はここまでこだわって考
えてしまったのだが……、言いすぎただろうか？

　さて、皆さん方はどう感じられるだろう？


### ♂不良姿勢と腰痛の関連は？

　ここまで、現代の生活習慣から子供たち、若者たちの姿
勢の問題を論じてきた。明治・大正時代は、姿勢や行儀に
も今よりはるかに厳しかっただろうし、その後の先の戦争
を経験した世代も同様で、かつての日本社会では普段から
幼い子供たちに対して、事あるごとによい姿勢を積極的に
指導していたのだと思う。

　高度経済成長以降は、超高齢化社会を迎え、介護問題が
大きく登場し、高齢者に続く我々中高年世代も、世の中が

郵 便 は が き

料金受取人払郵便

新宿局承認

1409

差出有効期間
2021年6月
30日まで

（切手不要）

160-8791

141

東京都新宿区新宿1－10－1

**㈱文芸社**

愛読者カード係 行

| ふりがな<br>お名前 | | 明治 大正<br>昭和 平成 | 年生 歳 |
|---|---|---|---|
| ふりがな<br>ご住所 | □□□-□□□□ | | 性別<br>男・女 |
| お電話<br>番 号 | （書籍ご注文の際に必要です） | ご職業 | |
| E-mail | | | |
| ご購読雑誌(複数可) | | ご購読新聞 | 新聞 |

最近読んでおもしろかった本や今後、とりあげてほしいテーマをお教えください。

自分の研究成果や経験、お考え等を出版してみたいというお気持ちはありますか。

る　　　　ない　　　　内容・テーマ(　　　　　　　　　　　　　　　　　)

在完成した作品をお持ちですか。

る　　　　ない　　　　ジャンル・原稿量(　　　　　　　　　　　　　　　)

| 書　名 | | | | | | | | |
|---|---|---|---|---|---|---|---|---|
| お買上<br>書　店 | | 都道<br>府県 | | 市区<br>郡 | 書店名 | | | 書店 |
| | | | | | ご購入日 | 年 | 月 | 日 |

本書をどこでお知りになりましたか?
　1.書店店頭　　2.知人にすすめられて　　3.インターネット(サイト名　　　　　　　　　)
　4.DMハガキ　　5.広告、記事を見て(新聞、雑誌名　　　　　　　　　　　　　　　　　)

上の質問に関連して、ご購入の決め手となったのは?
　1.タイトル　　2.著者　　3.内容　　4.カバーデザイン　　5.帯
　その他ご自由にお書きください。

本書についてのご意見、ご感想をお聞かせください。
①内容について

- - - - - - - - - - - - - - - - - - - - - - - - - - - - - - - - - - - - - - - - - - - - - - - -
②カバー、タイトル、帯について

弊社Webサイトからもご意見、ご感想をお寄せいただけます。

ご協力ありがとうございました。

■書籍のご注文は、お近くの書店または、ブックサービス(☎0120-29-9625)
　セブンネットショッピング(http://7net.omni7.jp/)にお申し込み下さい。

便利なように、楽にくつろげるように、生活・家庭環境の
利便性向上に精一杯努めて励んできた。それがよいことで
あり、世の中の役に立って皆さんや家族に喜んでもらえる
ものと信じて、職場でも家庭でも頑張ってきたはずだ。し
かし「子供たちの姿勢を育て導く」という立場からは、
我々はどこかで道を見失ってしまったと見るべきだろう。
我々日本人が目指してきた、楽にくつろげるよい環境とい
うものを、幼い子供たちにそのまま当てはめてはいけな
かったのではないか？　と我々は素直に反省すべき時期が
きていると私は思う。

　今は若くても、誰にでもいずれ近い将来、加齢の変化は
必ず到来する。たとえ若い頃にどんなに理想的な肉体をし
ていたとしても、年齢とともにあちこちガタがくることや、
健康であることがどれほど幸せなのか、痛みがどれほどつ
らいものなのかということは、中高年世代となった我々が
一番よく知っているはずだ。成人となった時点ですでに悪
い姿勢が出来上がっていて、それまでによい姿勢なるもの
を意識したことも、またよい姿勢をとろうとしたこともな
く、よい姿勢が将来的にも好ましいこと自体も知らないの
なら、まだまだ若い働き盛りの予想外の時点で、頚や腰の
強く頑固な痛みや痺れに苛まれるようになり、その後も続
く長い人生を、家族や周りに理解してもらえることなく、
つらい痛みと付き合いつつ過ごさなければならなくなって

しまう。

　臨床現場の脊椎外科専門の先生方にとっては、たとえ骨の変形や神経への圧迫があったとしても、麻痺の存在や常時強い痛みを招くものでない限りは、多くは外科的治療の対象とはならず、外科医として目の前のより困って苦しんでいる難しい手術症例の患者さんに対応するのが精一杯で、手術治療の必要性のない症例にはさほど興味を引かれることもないのだろう。前述したように、脊柱側弯と日頃の姿勢との関連性も低いとされ、また猫背姿勢自体も確かに意識次第でその場の短時間は一見改善できると見えるのかもしれない。

　しかし、私の個人的な見解だが、正面から見た脊柱側弯症においては、一旦生じてしまった変形に対し、その後によい姿勢を多少程度以上に心がけたところで、もはや明らかに改善することはなく、悪化の傾向すら抑え難く、側弯の改善と日頃の姿勢との関連性を、医学的には明確に証明できないだけであって、日々の背すじを伸ばすような体操や、努めてよい姿勢を積極的に心がけることが、全く無意味なはずもなく、日頃の姿勢に注意し続けること自体は基本的に大切であるに違いない。さらに横から見た猫背姿勢についても、意識して正したこともなく、継続して正そうともしない者においては、将来的に姿勢が矯正・改善されるはずもなく、時間とともに姿勢も徐々に悪化し、次第に

矯正困難となっていく可能性が高い。

　加えて、強い猫背・後弯姿勢のまま、さまざまな負荷、例えば長時間にわたって脚を組んだ姿勢をとり続けたり、身体を強くねじらせるような姿勢を続けたりすることは、腰椎だけではなく背骨全体のねじれ、すなわち側弯傾向までも生じやすいのではないかとの私なりの懸念がある。町医者である私の立場からは、健全とは言えない子供たちの姿勢不良は、厳しい個人的見解だが、そのまま成長期以降の、より治療困難な厄介な慢性腰痛に通じる可能性が高いと考えざるを得ない。

　実際私には、姿勢不良に由来していると見られる若年者の難治性の慢性腰痛患者が以前より確実に増えつつあると感じられる（図7-7）。

　彼らも最初の間は、痛みがあっても作業後の軽い鈍痛程度で済んでいただろうし、あまり動かなければさほどの痛みもなかったことだろう。しかし成長期が終了して、例えば以前は平気であったサークルの軽い運動程度や、就活前の多少のアルバイト程度の作業で強い痛みを頑固に持続して訴え来院した彼らに、将来の人生にとって重要な就職関係のアドバイスを求められれば、どんな仕事であれ、長時間にわたる立ち仕事や重量物運搬などは、負荷の大きさからやはり勧めにくいというのが、町医者である今の私の率直な意見だ。

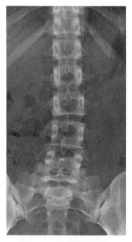

（22歳、女性）
主訴：頑固な腰背部痛
腰椎下部で歪んでいる。幼いときから
ソファーに座り続け、いつでもどこで
も足を組んでいたのでは？

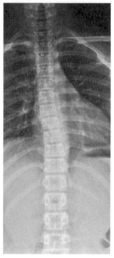

（13歳、男子）
主訴：頑固な背部痛
胸部と腰部で中心軸がずれてしまって
いる。毎日、長時間、座イスに座り続
けたか、もしくは日頃、背すじを伸ば
したことなど一切ないのでは？

図7-7　若年者の姿勢不良に見られる慢性腰痛患者の立位X線像

## ♫よき姿勢を目指すために

　やはり、日頃のよい姿勢を保つ意識・環境が最も大切だ。幼い子供たちの身体は中高年世代から見れば、柔らかすぎてクネクネで、なんとしなやかでうらやましいことか……。しかしその反面、とろうと思えばどんなに悪い姿勢でも長時間とれてしまうことになる。愛すべき可愛い子供たちや孫たちの将来の健康と幸せを思いやるのなら、我々中高年世代が成長期の子供たちの姿勢にもっと注意をはらい、子供たちの頭の中に、よい姿勢が大切で必要であるという意識を、できるだけ早い時期に、愛情があればこそ彼らの頭に摺り込んでおくべきで、私も今になって後悔している。できれば第二次性徴前の身長が伸びだすまでの、身体に柔軟性がまだ残っていて、いわゆる反抗期という難しい時期を迎えるまでがよかったのだろう。

　今後、根気強く姿勢を注意し続けること以外に、子供たちや孫たちに嫌われることのない妙案はないのだろうか？和式トイレや正座も自然に背筋を伸ばす姿勢をとっていた。しかし、今さらトイレは戻せない。華道や茶道、書道、また柔道や剣道、弓道など、「道」のつく習い事は正座をする機会も多い。特に書道ではたとえイスに座っておこなうとしても、基本「縦書き」であり、まっすぐ縦に書き連ねるためにもよい姿勢の保持・安定が必要となるはずだ。日頃、年配の方々から毛筆で綴られた葉書・便箋を頂くこと

も多かったが、文意に加え、姿勢を正して書いていただいたものと思うと本当に頭が下がる。今の私は「縦書き」にはすっかり疎遠となってしまったが、書道由来の縦書き文化も、よい姿勢に大いに貢献してくれていたのだろう。

　歌やコーラスでもよい姿勢で歌わせているであろう。もちろん日頃の生活習慣が最も大切だ。私の中学時代（昭和40年代前半）は、毎朝の学校朝礼時に運動場でラジオ体操を真冬でもさせられていたものだし、家庭でも食事の際の「いただきます」「ごちそうさま」の都度、たとえ短時間でもよい姿勢を一日何度も心がけさせられていた。日頃の通学や校内での日頃のきっちりとした挨拶やお辞儀も、よい立ち姿勢でなければできないはずで、積み重ねとして大切だったのだろう。このように、振り返ればよい姿勢を保持・指導する機会はたくさんあった。

　また、昭和の半ばまでは、まだ和服を普段着として着用していたと思われるが、現在では冠婚葬祭に限ってといってよいほど、日頃は着用する機会が激減している。帯の巾は男性用は10cm、女性用は70cmを二つ折りにして用いており、着物の帯があたかも腰のコルセットのごとく、よい姿勢の保持に貢献していたものと見ることもでき、当時は年齢にかかわらず、日頃の姿勢保持に役立っていたのだろう。

　さらに、和式トイレも含めて、正座だけではなく胡坐であっても、和式スタイルでは深く屈んだ位置から立ち上が

る必要があり、そのためには体幹の安定したバランスが必須となる。イスの場合、体幹・上半身の姿勢が傾いて崩れていたとしても、そのまま何ら姿勢を考慮せずとも容易に立ち上がれる。しかし、低く深く屈んだ体勢からでは、そうはいかない。一旦姿勢を正さないと立ち上がれないはずだ。幼いものごころつかない頃から、屈んだ位置から姿勢を正しての立ち上がり動作を日々何度も何度も繰り返しおこなう積み重ねそのものが、これまで述べてきた下肢の柔軟・筋トレにとどまらず、実は頚や腰の理想的な姿勢を培い保持してくれていたのではないだろうか？　私はこれらの点が和式スタイルの最大の長所であり、先人の多くのよき教えや習慣が、日本人本来のよき姿勢を長年にわたって築き、支えてきてくれていたのだろうと再認識しているところだ。

　もちろん海外との比較の点から、和式スタイルだけでは説明しきれないのも了解しているが、海外では日々の宗教的な儀式を通して、その都度姿勢を正したり、あるいは屈んだ姿勢からの立ち上がり動作が1日に何度も繰り返しおこなわれている地域も多いと見られる。対して現代の日本社会では、相応する習慣は限りなくわずかで、日常の屈み動作をおこなう機会すら激減してしまっている。加えて、幼い時分からのソファー生活とともに、たとえどんなに崩れた姿勢であっても、日頃から全く注意されることなく、

姿勢を正して背すじをピシッと伸ばさせる機会を与えてこなかった今のゆるんだ社会環境そのものが、若者たちの姿勢悪化の最も大きな原因であると私には見受けられる。

　今は小学生なかばの時点で、すでに相当姿勢が崩れてきており、中・高校生では容易には手がつけられない状態で、学校の先生方ももはやお手上げ状態かもしれない。しかし「健全な精神は健全な肉体に宿る」といった、陳腐であってもこれら格言に象徴されるように、幼い子供たちに対して「よい姿勢は将来の人生にとって肉体的にも精神的にもプラスとなる非常に大切で必要なものだ」という程度や、少なくとも姿勢の正し方ぐらいの指導はしてほしいと思う。もちろん子供たちを精神的に傷つけることなく指導しなければならないのは当然だ。家庭内指導が最も基本であろうが、学校教育関係者の方々も、将来にとって大切なよい姿勢に子供たちを導き育てるという課題に目をそらすことなく、是非とも真っ向正面から受け止めて見つめなおし、堂々と積極的に実践していただくことを心の底からお願いしたい。

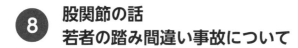

# ❽ 股関節の話 若者の踏み間違い事故について

## ♂踏み間違い事故は高齢者だけではない‼

さて、次は少し社会的な話題を論じてみよう。最近話題になっている、車のアクセルとブレーキの踏み間違い事故に関しての話だ。

ネットで検索してみると、平成23年3月発行の公益財団法人国際交通安全学会による報告書[*1]があり、踏み間違い事故はやはり高齢者に多いが、意外にも20代での事故も多く、二峰性があるとされている（図8-1）。高齢者に多

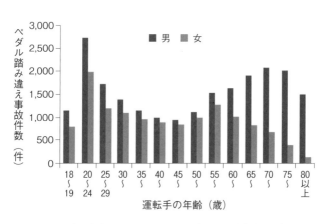

図8-1 運転者の年齢層別・性別ペダル踏み違え事故件数（H17 ～ 21年合計）[*1]

い原因としては、若年者と比較して高次の判断機能が低下していることが指摘されているのだが、若者が数多く事故を起こしている理由については論じられていない。

　また、平成30年2月発行、公益財団法人交通事故総合分析センター発行の文献*2では、高齢者は日頃の運転姿勢時の股関節での大腿部・膝の開きが大きく、右後ろを向いた後に、ブレーキペダルのつもりがアクセルペダルを誤って踏み込んでしまう可能性の高いことまでが書かれている。しかし事故割合だけを見ると、ここ10年で高齢者は同じペースだが、24歳以下の若者では1.5倍に増えているとの報告だった（図8-2）。しかし、若者に増えてきている理由として、経験不足による運転技術の未熟さについての指摘はあるものの、それ以外は記載されていない。

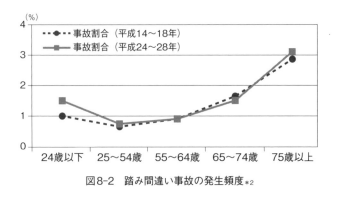

図8-2　踏み間違い事故の発生頻度*2

＊1　篠原一光他「アクセルとブレーキの踏み違えエラーの原因分析と心理学的・工学的対策の提案」平成22年度研究調査報告書　公益財団法人国際交通安全学会（2011年3月）

＊2　平川晃洋「アクセルとブレーキペダルの踏み間違い事故～高齢ドライバーに特徴的な事故防止に向けて～」イタルダインフォメーションNO.124、ITARDA（2018）

**∂若者の踏み間違い事故はこれからも増え続ける？**

　ここでは若者に多く踏み間違い事故が発生している理由について改めて論じてみよう。

　我々整形外科医は診察時、膝関節をはじめとして患者を仰向け臥位で診察するが、その際、確かに高齢男性では、年齢とともに股が開いて両膝が離れ（外転）、膝・膝蓋骨が真上を向かず、相当外向き（外旋）となっている場合が多く、先の指摘は正しいものと考える。女性でも男性ほどの傾向はないものの、加齢による膝疾患や肥満等があれば当然、男性と同じく膝の位置も向きも外側への開いた肢位をとりやすいかと思う。

　さらに現代では若者であっても、この傾向が我々中高年世代と同等に強くなっていると見られ、これが現代の若者で踏み間違い事故が意外に多い理由ではないかと、私は見ている。

　つまり、日頃から膝を閉じて座っている者なら、運転席

85

に座ってそのまま右足を伸ばせばブレーキペダルを踏むことになり、アクセルペダルを踏むためには膝を開いて足を右方向に持ってこなければならない。しかし日頃から膝を開いて座っているのが当たり前であれば、そのまま無意識に膝を伸ばしてペダルを踏むとアクセルペダルの位置であり、ブレーキペダルを踏むためには、日頃からとったことのない姿勢、すなわち膝をしっかり閉じる意識が必要となるということだ。この差は非常に大きいと見てよいだろう。

　また、駐車場等でバック時に身体をねじる際、一般には後ろを確認するために振り向く必要があるが、頚や上半身を左右に動かすことで、下半身も相当以上に向きが変わってしまう。以前のマニュアル車なら、左足が常時クラッチペダルを踏んでいるため、下半身の向きの変化も少なくて済み、左足との関連性から右足を安定して使いやすいのだが、オートマチック車だと、右足がブレーキペダルを踏み続けていない限り、たとえ若者であっても、右足を浮かせつつ後ろを振り返った途端、右足が元の同じブレーキペダル位置に戻らない可能性が高くなるはずだ。

　一般には、ブレーキペダルとアクセルペダルはわずか6〜8cm程度しか離れていない。ブレーキペダルは運転シートのほぼ真ん中に位置しており、膝を閉じていない限り、そのまま膝を伸ばせば、足の位置は右外にあるアクセルペダル方向へ向いてしまう。また一般にブレーキペダルの方がアクセルペダルよりもわずかではあるが高く位置してお

り、右側のアクセルペダルからブレーキペダルに右足を移動させる時、多少は浮かさないとブレーキペダルに引っかかってしまい、ブレーキの踏み遅れが生じるのではないか？

　座位姿勢では、骨盤を立てれば膝は自然に閉じやすくなるのだが、最近の若者は日頃の座り姿が不良で、常に骨盤後傾となっていて、股関節の曲がりが浅く、かつ両膝を開いてしか座っておらず、おそらく行儀よく一定時間以上にわたって姿勢を正して膝を閉じて座った経験もないのだろう。きっと車の運転シートでも右脚が高齢者並み以上に開いて、さらに膝（膝蓋骨）が外向きで座っているはずだ。

　運転中は意識して膝を閉じ、なんとか中央のブレーキペダルを踏めているのだろうが、もし下半身への注意が少しでもおろそかになれば、若者であっても高齢者と同じく、日頃から右脚が開いて右に向いている分、右側や後方の確認のために身体を左右に向けてしまうと、ブレーキペダルのつもりが、そのまま右側のアクセルペダルを踏みやすいものと見られる。本人がブレーキペダルのつもりで踏み込んでいる限り、予想外のアクシデントに対して瞬時に対応できないのは、若者でも高齢者と同じはずだ。これが、運転技術の未熟さ以外に私が考えている、最近の若者での踏み間違い事故が近年特に増加している理由だ。

　左右のハンドルの違いについても考えてみよう。私は海

外での事故データについては把握できていないが、日本の右ハンドル車では右脚の開きが制限されず、また脚を開いて乗り降りすることや、先に述べたように右側や後方確認の際、下半身が動いてしまうこともあり、容易に右脚が開いてしまいやすい傾向にある。不安定となりやすい分、右ハンドル車はブレーキのつもりでもアクセルペダルに足がかかる可能性が高くなると見てよいだろう。

　海外ではオートマチック車が少ないことに加え、左ハンドル車が多く、構造上右脚がさらに開けないこともあり、右ハンドル車と比較して、右脚の位置ははるかに安定しているのではないか？　少なくともブレーキのつもりでアクセルペダルを誤って踏む可能性はまずないものと私は見ているのだが……。

　もちろん、日本では駐車場スペースの狭さといった問題もあるのだろう。だが、日本と同じ左側通行のイギリス、その他と比較して踏み間違い事故が特にわが国で多発しているのであれば、こういった右ハンドル車が抱える根本的な問題点を背景に、座り姿勢での脚の開き具合が重なって発生している可能性も考慮すべきだろうと私は考える。


　私は数年前から、高齢者の事故について、股関節や脚の位置関係の関わりを個人的に指摘していたが、今回は若者について、彼らの座り姿勢を加味して論じてみた。前述したように24歳以下の若者では、ここ10年で1.5倍と明確に

踏み間違い事故が増加しており、65 〜 74歳のグループと
比較しても、もはや同じ事故割合となっている状況だ。明
らかな認知・判断能力の欠落であろう道路の逆走事例とは
別に、踏み間違い事故に関しては、高齢者だけを対象とす
べきではなくなってしまったと指摘しておこう。

　判断力や反射神経が良好なはずの若者たちでも、今の時
代、姿勢がここまで大きく劣化してしまっているといって
も過言ではなく、事故増加に歯止めをかけるためにも、本
腰をあげて、崩れてしまった若者たちの姿勢について、
しっかり評価して指導していくことが今後最も重要な課題
になるだろう。もちろん、全世代、特に高齢者に対しても、
運転姿勢における脚の開き具合を注意し続けることが、基
本的に重要であることは言うまでもない。

# 第 2 部

# 一般編

## ヒトの身体のつくりから見た各部位の本来の使い方を探ろう

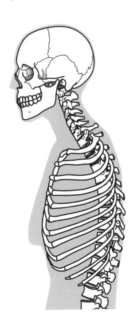

ここからは、若者に限らず、日常診療における身体のつくりからの私のこだわりについて話してみよう。

　それらの多くは、私自身が日々診療を通じて反省しつつ学んできたものではあるが、科学的データがあるわけではなく、最終結論まで至らぬものだ。多くが医学の表舞台には出てくることもなかったものでもあり、皆さん方にも馴染みが薄く、おそらく他の先生方は興味もなかったであろうものばかりだ。

　ここでは、あくまで私の持論で、やや偏った意見だが、障害予防・筋トレ・スポーツをテーマに、背骨（腰と頚）、肩周り、そして手指について、私なりにヒトの筋骨格構造にできるだけ忠実に、いくつかの点にこだわって述べさせていただく。

　では、まずは腰痛の話から始めよう。

**9　腰痛対策・腰の筋トレについて**

⚓**腰痛にとって効果的な筋トレ部位は、背筋か、腹筋か**

　腰痛は整形外科を訪れる患者さんの中で最も多い愁訴であり、現在では腰痛対策として、原疾患がヘルニアであれ何であれ、筋トレが重要であることも周知となっている。私が医師になった1981年当時は、腰痛治療のための筋トレがようやく広まりつつあった時期で、それまではさほど重要視されていなかった。腰痛対策として筋トレが重要視されるようになった当時の経緯については後で述べることにして、ここでは具体的な個々の治療についてではなく、腰痛の再発予防としての筋トレについて述べてみよう。一体どのような環境が腰椎にとって好ましく、優しいのか？というテーマである。

　一通りの急性期治療が落ち着き、その後は再発予防が必要となれば、身体を鍛えたい、抵抗力をつけたい、という流れになる。その際にどこを鍛えるのか？　背筋か？　腹筋か？　両方を鍛えるにこしたことはないのだろうが、さて、どちらを鍛えることがさし当たって安全無難で効果的なのか？　そこにこだわって、身体を見つめなおして論じてみよう。もちろん、筋トレ以前に柔軟性が基本的に必須

であることは言うまでもない。

　痛みの部位は腰・背中側であり、その部分の筋力低下があるから腰痛を招くのだろうと考えやすい。つまり普通に考えれば背筋を鍛える派が多いはずで、文献的にも背筋派が多いと見受けられる。私も過去、運動部に所属していた学生時代や研修医時代には、背筋力がすべてだと思っていた時期があった。

　まず、ヒトの立ち姿を前後方向から眺めてみよう。ヒトは二本足で直立して起立しており、当たり前だが、背骨は「杉の木」のように体幹の中心を直立し、左右対称となっている。もし多少でも「松の木」のように左右非対称な部位があれば、それはそのまま何らかの不安定性を招き、腰痛発症に直面してしまう可能性があり、この点については左右対称であるに限ると断定してよいだろう。

　次に身体の横から見てみる。腰椎は前後のどちらかと言えば、「背骨」と表現するように後ろ側にあり、前後に対称ではない（図9-1）。肥満傾向の人ほどさらに全体の後方に位置すること

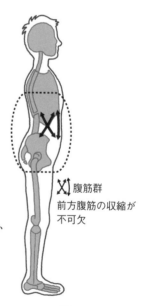

腹筋群
前方腹筋の収縮が
不可欠

図9-1

94

になる。

（数年前に、講演会で関東の某大先生がX線CTで腰椎を撮影したものを見せながら、『腰椎の椎体という部分は前後の中央に位置しており、腹筋も背筋も同じように重要だ』と語っておられたが、なるほど痩せたスタイルのいい学生を寝かせてお腹が凹んだ状態ではそう見えるかもしれないが、会場の聴衆の多くは腹の出た中高年で、この説明はかなり乱暴だとその場で言いたかったのだが……）

　さらにここで、身体を10階建てのビルディングになぞらえてみよう。腰の部分はおよそ10階建ての5、6階あたりに見立てることができる。正面から見て、このビルの5、

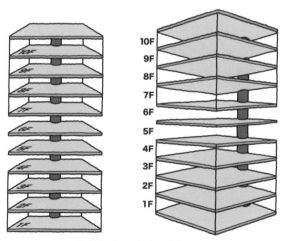

背骨をビルに見立てたら……

図9-2

6階部分の大黒柱は真ん中に位置するが、横に回ってみれば、明らかに後ろに片寄って立っていることになる（図9-2）。これでは建築基準を満たすはずもなく、もしこんなマンションがあったとしても、とても怖くて住めない。皆さんなら住む前にまずはどこを補強してもらいたいと思うだろうか？

　この不安定な状況を解決してもらうためには、後方ではなく、何らかの前方の補強があって初めて前後のバランスが改善するはずと、誰でもそう考えると私は思う。腹筋・背筋のどちらも重要不可欠であることは間違いないだろうが、ヒトにとっては、背筋運動をするには確かに背筋は必須だが、背筋運動の前にまずは直立二本足で安定して立ち続ける必要があり、座位でも理屈は同じで、そのためには私はまずは腹筋の優先順位がより高いと考えるのだが、いかがだろう？

### ✍進化の立場から見た腰痛対策

　皆さんはイヌ・ネコその他多くの哺乳動物の腹を触ったことがあるだろうか。彼らの腹はほぼ皮一枚ぐらいしかない。四足歩行の彼らにとって腹筋は必要ないのだ。つまり、哺乳類の登場以降、ヒトは数千万年以上の年月をかけて、サル類を経由して直立二本足で安定して立ち続けることができるよう、腹筋を進化させつつ進化してきたと言えるのではないか？　最近、イヌやネコにも腰のヘルニアがある

と聞いて驚いたが、本来、背骨のねじれ動作をおこなうことのない四足動物の背骨に対し、飼い主が前脚を持って後ろ脚だけで無理やり立たせたりして、ひねりに弱いはずの背骨をひねっての可愛がり方が度を過ぎているのではないだろうか？　この辺は獣医さんの意見も聞く必要がある。

腹筋群を「桶」や「樽」に見立てて使う！

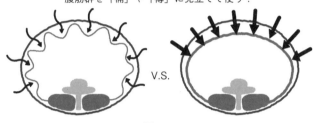

V.S.

図9-3

　さらに話を進めよう。今度はヘソのやや下で身体を輪切りにして見てみよう。後方の正中（真中）に背骨が位置し、背筋がさらにその後ろ外側に位置し、腹筋が左右側方と前方から腹部を覆うように取り囲んでいる。ここで腹筋群を強く働かせ、できるだけ凹ませて、いわゆる「丹田」辺りにガッチリと力を入れてみる（図9-3）。まるで「桶」や「樽」にさせるつもりで、腹部全体を一体化させてみよう。もし「桶」や「樽」ならば、いくらでも何段でも重い物も載せられるのではないだろうか？　つまり腹筋を使ってできるだけ胸郭・骨盤・脊柱を含めて腰部を大きな一つの塊となるように、一体化させるような使い方に徹することだ。

強固に一体化できていれば、重量物を載せたとしても、背骨や背筋にかかる負荷を極端に減らせることができるのではないか？

　その代表的な例が大相撲の関取だ。彼らの背骨も同じ身長の一般人とほぼ同じ大きさであり、特別に骨が肥大したり巨大化しているわけではない。大きな突出した腹があり、いかにも腰に大きな負荷がかかってしまうはずだ。そのまま相撲をとれば相手の重さも加わって一層負荷が加わり、腰を痛めるのは目に見えている。

　彼らは土俵の上では、稽古の時も必ず下腹部にマワシをしっかりと巻きつけて相撲をとっている。このようにマワシをしっかり巻き、腰周りの体幹を脊柱・腹部とともに一体化させ、あたかも「桶」や「樽」のようにすることで、腰の負担を減らせることになり、土俵で思う存分、縦横無尽に動き回って、大きな相手とも闘うことができるのであろう。似たような例には重量挙げの選手がある。彼らも裏で必ずガッチリと腰ベルトを巻いてから、舞台に登場して

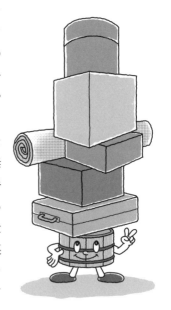

くる。

　日常生活の中で、荷物を持ち上げる際など、ちょっと重いかな、と思った時に、ふっと無意識に下腹に力を入れる習慣がその人にあるかどうか？　このような習慣のあるなしの積み重ねが、長年の人生を通して相当な個人差となるはずだ。また朝起床時の洗面時には、両膝を揃えて伸ばしたままで勢いよく腰から前かがみをせずに、両足を前後に置いて膝を使って腰の高さを下げておこなうような習慣や、掃除機をかける際に両膝を伸ばしたままで腰を曲げ伸ばししておこなうのではなく、膝や股関節の動きを使うなど、そういった日頃の腰に優しい習慣を心がけることそのものが予防策となり、腰の負荷・負担を減らして、無用な腰痛発症を避けることができるのだと思う。しゃっくりやゲップで腹筋を緩めた際に腰痛を発症するケースもある。

　ただ、女性では学生時代から腹筋運動の全くできない方もいる。肥満傾向の方もしづらいだろう。ここでは、中高年の方にまで、学生時代のように数を数えるような筋トレで鍛えろと言ってるわけではない。逆に腰痛を招いては何にもならない。鍛えられるのは筋肉だけで、やり方を間違えると、骨・関節・椎間板を傷めて病態がこじれることになる。

　また中高年女性では、第1部で述べた、若者の後弯姿勢とは逆の前弯の強い、反りすぎの傾向も多い。これは日頃

から中高年女性では腹筋を働かさず後方成分のみで身体や動作を支持しているためで、腰椎の前弯を強めることで、前後のバランスをとっていると見られる。結果として腰椎の前弯カーブが増大し、「桶」や「樽」として使うことなく、常時脊柱のみの単独で支持させ続けることで、前弯凸のカーブの強い分だけ腰椎でのすべりストレスを増大させ、すべり症などの発症頻度が増大してしまうのだろうと私は個人的に推測している。

　腰に不安がある場合は、まずは腰痛体操パンフレットなどに書かれている程度の運動から質と量を高めていくことが無難だが、私は息を吐きながら数秒間程度腹部を凹ませる筋トレも勧めている（ダイエット指導でも有名だが、腰痛対策運動としても安全で、日頃の意識向上にも役立つ）。積極的に筋力向上を目指すことよりも、日常生活で必要に応じてその人なりに、いわゆる「丹田」を意識するような使い方でもよいかと個人的には考えている。

　実は腹筋という存在が非常に興味深いのは、ここにある。意外に見落としがちだが、実際に強い腰痛があれば、痛みのある背部に対する訓練などとてもできるものではない。しかし、強い腰痛があっても、呼吸法による腹を凹ませるようなトレーニングなら、なんとかできるものだ。後で出てくるが、頚周辺部のトレーニングの難しさがここにあると私は思っている。

　また、座位姿勢では姿勢を正すことで、膝を閉じやすく

なるのだが、膝をきっちり閉じることで逆に腹筋群や骨盤・股関節、さらに腰椎周囲に存在する深部の筋群（いわゆる最近話題のインナーマッスル）の機能向上にも役立ってくれると思う。

### ♂私の勧める腰痛ベルトの巻き方

　腰痛ベルトの装着は筋力低下を招くという指摘もある。しかし、傷める可能性がある場合は、簡易コルセットならまずは着けておく方が安全だと私は思う。くつろいでいる時は外せばよい。困っているのなら着け外しを面倒くさいとは言わないことだ。徐々に外す時間を増やしていけばよい。必要に応じて別に時間を作って鍛えることだ。働きながらついでに鍛えようとは思わない方がよい。二股はかけないことだ。常日頃、必要に応じて「桶」や「樽」のように使えることが最も重要だと私は思う。

　また、非力な年配の方で下腹が出ている場合、腰痛ベルトを下腹の上に真横に腹巻のように巻くと、胃を圧迫し、苦しいと訴えることが多い。円背（猫背）傾向の方でもより快適な腰痛ベルトの着け方がある。保険診療で使えるものを選ぶが、後方部は幅広のままで、前方部の上側半分を大胆に切って捨て、下側半分として幅を狭くするのだ。そしてヘソからできるだけ離して斜め方向の恥骨近くに、下腹の出っ張りを持ち上げるかのように下腹より下目にマワシ風に装着させる作戦を、私は10年以上前から好んでお

101

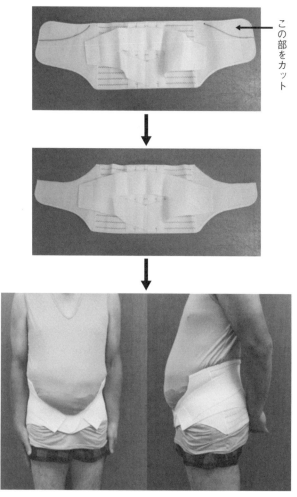

この部をカット

できるだけ前下方に傾けて斜めに巻く

図9-4　腰痛ベルト（アルケア社サクロワイド）の前方の上部を
　　　　カットして使用

こなっている（図9-4）。

　前方部の幅を狭くすることで装着しやすくなるのだが、なかなか、腹筋の下部からしっかりと腹筋群を補強してくれるためか、装着時の腰痛改善に相当効果があるという印象だ。胃部付近の圧迫感も全くなく、高齢者に好評だ。下腹に巻いたベルトで外見上はかなり腹が出てしまう印象や、男性では小便時にも小まめにはずす必要もあるが、痛みで立ち振る舞いに相当困り果てている場合には極めて有効であると、私なりに自画自賛している。

## ♪筋トレが評価されるようになった経緯

　筋トレが腰痛対策に有効だという証明がなされた当時の経緯を話そう。某有名清涼飲料水メーカーの方に、約20年前に聞かせてもらった話だ。昭和50年頃のことだと認識しているが、多少のズレはあるかもしれない。

　その頃は、清涼飲料水は今とは異なり、すべてビン入りだった。配達だけでなく回収も必要で、重さや割れやすさもあり、かなり手間暇、負担のかかる仕事だが、ほとんどが人力に委ねられていた。関わるスタッフの負担は相当大きく、多くが腰痛に悩まされ、休業を余儀なくされてしまい、社会復帰が困難で非常に大きな労災問題となっていた。そのために会社を挙げての解決に迫られ、私の所属している医局の大先輩であられる元大阪体育大学教授の故市川恭宣先生がこれに応えるかたちで、スタッフたちを合宿させ

てのかなり積極的でハードな筋トレにより、この問題を解決に導かれたと聞き及んでいる。その結果、休業率はほぼゼロとなり、その成績のあまりのよさに、それまで「腰痛＝安静」が常識とされていたものが、その後徐々に「腰痛対策＝筋トレ」という図式に当然のように置き換わっていったと見られる。

　私は、先のビルディングの話を中心に、腹筋の筋トレを患者さんに指導しているが、やはり対応に困る症例もある。困り果てた症例は、市川先生の指導を受け継いでいる施設に送らせていただくこともある。


　さて、次は腰痛と並んで問題の多い頚の話だ。頚椎は腰椎と同じく、脊椎の構成体だが、私が思うに決定的に異なるところがある。それは、腰椎には背骨から遠く離れた腹筋が強く関連してくれているのだが、頚椎にはそれに相当する筋群（例えば顎の先から胸にいたるような走行を持つもの）が存在しないことだ。つまり、傷めた後に筋トレをおこないたくても、腰痛の場合の腹筋に相当する筋群がないのだから、ないものは鍛えようがない。したがって最も大切な点は、本来の持てる頚部周囲筋の筋力をできるだけ落とさないことである。この点を考慮しつつ、頚椎の筋トレの難しさを含めて、交通事故時の鞭打ち損傷を例にとり、頚の筋トレについて私なりにこだわってみよう。

# ❿ 鞭打ち損傷の話（1）

## ✑鞭打ち傷は後から首が痛くなる

　まずは患者さんに対して、「後から首が痛くなるのはさ
ほど不思議なことではない」ということを、最初に大雑把
でも説明することで、患者さんの不安を最低限にしておく
ことが、診療では大切な点だと私は考える。

　私は救急病院勤めが非常に長かった（17年間）ため、
いわゆる鞭打ち損傷の患者をたくさん診たし、整形外科外
来全体では事故直後の診断書を月100人以上書いていた。
多くは軽微な追突事故で、直後は患者さんから大した訴え
もない。もし受傷直後から頚を動かせないほどの痛みがあ
れば、頚椎の何らかの骨折・脱臼を疑う必要があり、わず
かでも痛みがあれば救急搬送時に救急隊員が慎重に頚を装
具で固定して搬送するシーンもよく見受けられる。

　一般に、受傷直後は軽微な症状があるかないか程度のこ
とが多いが、その後に徐々に頚部痛を訴えてくる。受傷直
後の時点で頚の動きに特に問題がなければ、医者の立場か
らは外傷自体は大したことはないとの認識になる。もし事
故直後から軽度以上の痛みがあれば、必要に応じてレント
ゲン検査もおこなうが、加齢による変化が認められたとし
ても、ある程度以上に頚を動かせれば、骨折等の所見まで

はないはずで、その結果、当初の診断書の見立ては頚椎捻挫としてせいぜい1週間前後の加療といった内容になる。

　しかしながら、かなりの割合で、その後に頚部痛や可動域制限（場合によっては首を全く回せないこともあり）の増悪を訴えてくることが多い。もちろん、そのまま何事もなく経過するケースもあるが。後から痛くなる理由に、直後は気が張っていたからとか緊張していたからとか言われることも多いが、私はそうは考えていない。

　私は日本以外の各国の詳細については知らないが、海外においては交通事故時の損害賠償保険制度が整っていない国があり、そこでは鞭打ち損傷の病態自体が存在しないらしい。対して日本では損害保険会社・弁護士まで入り乱れて、結構厄介ごととなりがちなこの鞭打ち損傷患者の治療は、整形外科医にとって関わりたくないのが実情である。私の周辺でも、損害保険会社との関わりを拒む診療所もあるくらいだ。整形外科関連の勉強会でも、講師はほとんどが弁護士さんで、内容は整形外科医にとってトラブルにならぬよう、また見舞われたトラブルをいかに処理するのか、立ち回るべきかというものが中心である。誰もできるだけ関わりたくないのであり、いかに我々が悩まされているかがおわかりいただけるであろう。私も含めて多くの整形外科の先生方が、この不可解で理解しがたい経過をとりがちな日本の鞭打ち損傷事情については、どうしても後ろ向きにならざるを得ないのは当然である。

## ♂私の考える鞭打ちのメカニズム

　さて、本題に入ろう。まずは鞭打ち損傷における頚部に加わる外力の大きさについてだ。被追突時には、頚部に一体どの程度の外力が働くのか？　計算の得意な工学関連の方々が計算している。頭の重さがどのような動きで頚部に負荷をかけたのか、というものだ（図10-1）。物理工学的には正しいのだろうが、果たして、受傷時の状況に厳密に適切なのか、私には疑問だ。

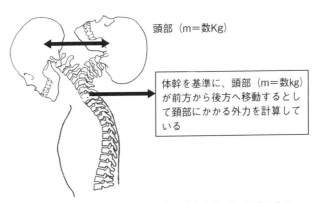

頭部（m＝数Kg）

体幹を基準に、頭部（m＝数kg）が前方から後方へ移動するとして頚部にかかる外力を計算している

図10-1　追突時における一般的に考えられている頚の動き

　停車中に追突された場合、単純に考えて、まず身体のどこに外力が加わるだろう？　大抵の方は頭・頚だと思うだろう。

　しかし、停車中に身体が直接、座席と接触しているのは頚・頭ではなく、背中・臀部を含めた体幹であろう。トン

単位の車の事故であれば、追突衝撃時には、まずは体幹が
シート越しに前方方向への外力を受け、否応なしに前方へ
移動を開始することになるはずだ。

　対して頭部・頚部は基本物理の第1法則である「慣性の
法則」に従っており、体幹が移動開始する瞬間にはまだ静

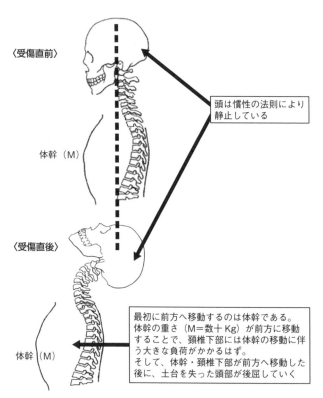

〈受傷直前〉

頭は慣性の法則により
静止している

体幹（M）

〈受傷直後〉

最初に前方へ移動するのは体幹である。
体幹の重さ（M＝数十Kg）が前方に移動
することで、頚椎下部には体幹の移動に伴
う大きな負荷がかかるはず。
そして、体幹・頚椎下部が前方へ移動した
後に、土台を失った頭部が後屈していく

体幹（M）

図10-2　追突時、まず体幹が移動するはずだ

止している。その後、体幹が前方移動してしまうことにより、頭部は静止していても、頚椎下部が前方に引きずられ、頭部は土台を失う（図10-2）。頚椎の支持性が崩れることで、頭部は達磨落としのごとく、後方へ倒れてしまうと見られる。

　この一連の流れにおいては、頚椎にはまずはじめに体幹自体の大きな重さ（M = 数十kg）の動きに関わる外力がかかってしまうのではないだろうか？　その後に倒れていく頭の重さ（m = 数kg）だけを考慮するのでは不十分ではないか？　あくまで計算値だが、体幹の重さを考慮するだけでも一桁異なる可能性が高い。もちろん正面衝突の事故もある。この場合は頚部から見て体幹が後方へ残ることになり、方向は異なるものの、体幹の重さで逆の後方へ引きずられると考えてよい。方向は異なっても、体幹の重さが関わっているのは、側方や斜め方向からの衝突であっても同じ理屈だ。

　本来、頚部の周辺筋は、頭部の重さを支え・動かすための機能を担う。普段はそこへ帽子・かつら・ヘルメット程度をかぶるぐらいで、どこかの国のように、水汲み作業で水ガメを頭に載せて運ぶこともない。また、頚周辺の筋力だけで体幹・胸部を動かそうとしても無理である。そもそも、自動車が普及していなかった昭和の前半までは、一般庶民が鞭打ち損傷に遭遇することはほとんどなかったし、

ヒトの頚部・頭部も、はじめに体幹から先に移動するような環境を考慮して進化してきたわけでもないはずで、頚部周辺単独の筋力では、動かせるのはせいぜい頭だけであり、体幹の重さや動きを支えたり、制御したりできるはずもないのは当然だろう。

### ♂スポーツ動作との違いは？

スポーツ動作でも強い外力が頚や頭に加わることがある。頭突きやヘディング、ブリッジ、スクラム、タックル、ツッパリなど、スポーツ・格闘技によっては体幹に相応する重さが頚部に加わっている。これらと事故とはどこか違うのだろうか？

スポーツ動作では頚部が体幹にしっかりと引きつけられており、たいていは頚部下部の根元がしっかりと体幹・胸郭に連結されたままである。かかる負荷の最大は、せいぜい自分か相手の体重前後の重さであり、瞬間的に全身を身構え、頭から足先まで身体全体を強く安定して連結させ、特に頚椎下部の連結部分が崩れぬように、身体全体が一体化して対応しているはずだ。

対して衝突事故での鞭打ち損傷時には基本的に座位であり、座位姿勢では足元が十分に踏ん張れないため、直前にぶつかることが察知できても、身体全体で十分には身構えにくい状況だ。トン単位の衝撃でもあり、体幹が否応なしに前方移動し、まずは頚椎下部が体幹との連結部で両者が

引き裂かれるかのような状況となったところへ、土台をなくした頭部が後方へ倒れて、さらに負荷がかかってしまうことになる。たとえヘッドレストがあって頭部の後屈を制限できたとしても、すでに体幹移動による負荷が加わり、頚椎下部が体幹と引き裂かれてしまった後であり、また頚単独の筋力では体幹の重さの動きまでは対応しきれないこともすでに述べた。

　さらに厳密にこだわると、頭部に加わった外力は頭部の動きに合わせ、頚椎は上部から順に分担して動きを担う。例えば頭部顔面打撲であれば、頚椎は上部から順次動かされていくはずだ。しかし鞭打ち損傷では、まず体幹が先に動かされ、頚椎は下部、遅れて上部・頭部と動かされることになる。一見同じ動きに見えても、動かされる順番は逆になる。つまり、鞭打ち損傷時はスポーツ動作と比較して、衝撃の大きさも含め、日常とは異なる使い方を強いられてしまうのだと私は考えている。


　一般にはいくら過去に鍛えてあっても、腰・下半身に久しぶりに慣れない運動をおこなえば、いわゆる筋肉痛と類似の症状が遅れて出てくるのは止むを得ない。まして通常、頚を鍛えている人はほとんどいないし、テニスやゴルフでは頚は鍛えられない。車の衝突による鞭打ちは一瞬の衝撃だけであることからも、単なる運動後の筋肉痛とは異なり、痛みも長期化する。また、車の重さという大きな質量が関

わっており、それぞれの人生で未経験の生まれて初めての、身体の中で最もデリケートな部位への慣れない運動を強いられたわけであり、たとえ非科学的であっても、私は初診時に「後から痛くなるのはさほど不思議なことではない」程度の説明をしておくことで、無用な精神的不安を感じないように努めている。

# 11 鞭打ち損傷の話（2）

　腰以上に、頚は周辺筋力を落とさないことが重要で、鞭
打ち損傷時にも、筋力の保持・維持が必要と私は見ている
のだが、実は頚椎では腰椎の腹筋に相当する筋群が存在し
ないために、鍛えるということが難しい。さらにこの部位
は手足、特に日頃の腕や手の使い方、特に握力と大きな相
関があることも大切な事項だ。

### ✐脚の骨折患者には鞭打ちの後遺症がない!?

　さて、今から話題にするのは、私が救急病院時代に経験
した症例の大まかな傾向だ。例えば大腿骨中央部の骨折患
者はそのまま入院・手術となるのだが、頚椎捻挫も合併し
ている症例も多い。しかしこれらのケースは、外来通院の
単なる頚椎捻挫だけの患者と比較して、さほど大した後遺
症とはならない。まあ、脚の骨折が痛すぎて頚の痛みが気
にならないということもあるだろうが、それだと1/4程度
の正解としておこう。

　具体例を挙げてみよう。20代前半男性、バイク転倒事
故で大腿骨骨折受傷、前額部（おでこ）にも打撲・挫創が
ある。翌日に手術がおこなわれ、大腿骨骨折には金属性の
固定具が入り、手術翌日以降からリハビリが始まったが、

最初は膝・股関節を含めて脚を一切動かせないほど痛がっている。まずはベッドで上半身を起こすだけ。前額部の創は救急搬送時に何針か縫合され、創自体は大したことはなく、少し痛むだけだ。しかし受傷翌日以降には頚もかなり痛がるようになった。X線検査では頚には異常はなく、診断名は頚椎捻挫で、ネックカラーを装着させる。

　手術後3日程度で脚の強い痛みは少し軽減し、離床目的にリハビリが開始される。理学療法士が手伝って、車イスに移乗させるのだが、少しでも衝撃が骨折部に加わると、とてつもなく激しく強く痛む。そのために、両手でベッド柵をつかんで移動する際、首筋や顔に血管が浮くぐらいに歯を食いしばり、必死の形相となる。理学療法士も、手術した側の脚を無用に動かさないように慎重に支えながら、車イスに乗せていく。さらに一人助手が必要となる場合もある。まだ頚部にも痛みはあるが、そんなことは全く言ってはおられない。不用意な膝の動きだけでも骨折部が強く痛むため、本人は相当必死だ。

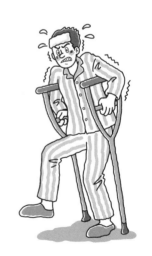

　これを繰り返しながらリハビリが進み、早ければ1週間から10日ぐらいで車イスを卒業し

114

て、その後は2本の松葉杖で病院内を散歩できるようにな
る。脚のリハビリをおこないながら約1ヶ月前後で退院す
るが、その頃には、頚の痛みはほとんど気にならない状態
となっている。退院後の外来通院時の主な愁訴も大腿骨骨
折に関するもののみで、頚部捻挫については全く何の問題
もなくほぼ治癒していた。

　我々整形外科医にとっては、一般に以上のような傾向が
明確にあるがために、受傷後月単位を超えても、頚部捻挫
の痛みの訴えや症状が頑固に持続したり、またなぜこじれ
るのかが理解できないということにもなる。


### ♂握力と頚部周囲筋・咬筋との密接な関係

　私が過去に調べたデータがある。表面筋電図という検査

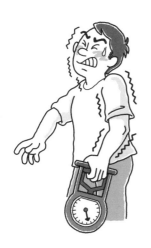

機器を用いて、握力と顔（咬
筋*1）・頚（胸鎖乳突筋*2）・
上腕部（上腕三頭筋*3）の筋
出力との関係性を調べたものだ。
それによると、最大に近い握力
を発揮すればするほど、腕だけ
でなく、頚・顔までも同時に最
大筋力を発揮しており、75％程
度の握力程度では、頚や顔はほ
とんど筋力を発揮する必要性が
なかったという結果になった。

つまり、握力を最大に必要とする場合となってはじめて、歯も食いしばっており、首周りの筋力も目一杯同時に発揮されているわけだ。また逆に歯を食いしばるほど噛みしめて、顔や首筋に血管が浮くぐらいでないと、その人の最大の握力は発揮できないということにもなる。先ほど例に挙げた彼は1ヶ月以上の長期にわたり、毎日必死に青筋（あおすじ）が立つほどに握力や腕の力を目一杯発揮させつつ、自分の身体の重さを両腕で支えていたことにより、同時に頚部周辺筋の筋トレを自然に最大限におこなっていたのだと私は思う。

　よく歯科治療後に肩こり等が改善するというのを聞くが、それはつまり、歯が悪いとしっかり噛めず、食いしばることができなくなり、その分最大の握力も発揮できないし、首筋にも力が強く入ることもないため、自然に首周りが衰え、抵抗力が減弱し、日常生活の範囲内の負荷においてもさまざまな愁訴に悩まされがちになるということだろう。逆に、歯科治療後はしっかり噛めて、強く食いしばることも可能になり、手の力と同時に首筋にも力を強く入れることができて、自然に首周りが鍛えられていくという、相関した協調関係が考えられる。

　試しに二人でイスに座って向かい合い、一方がもう一方の頭の後ろに手をやり、背筋を使って体を起こさせてみると、同じ体格同士であれば、手をやっている側の身体が容易に浮いてしまうほどだ。それぐらい、健常な頚の周囲筋は、強い体幹の背筋力を頭部に問題なく伝えることができ

る（図11-3）。


＊1　咬筋：頬にある筋肉で、ものを噛む際に使う。
＊2　胸鎖乳突筋：耳の後ろから　胸の前・鎖骨にいたる筋肉
　　　で、頚を回す際に使う。
＊3　上腕三頭筋：上腕の後ろ側にあり、肘を伸ばす筋肉。

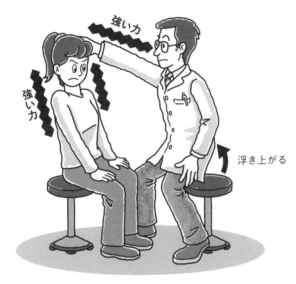

強い力

強い力

浮き上がる

図11-3

## ♂外来での鞭打ち患者の傾向

　対して、一般の外来での鞭打ち患者さんの特徴だが、鞭
打ちは後から症状がもっと強くなるかのような話を周囲か
ら聞いたりしているためか、一旦頚を回せないほど痛みが

117

出てしまうと、被害者意識もあり、首周りの痛みがさらに高じることを強く恐れてしまう傾向がある。また多くは頚の痛みだけではなく、両肩や腕の張り、違和感までも訴えるケースが多い。彼らは頚の痛みに加えて、肩・腕周辺さらに手先のごくわずかな響きに対しても、多少の違和感程度であっても過敏となり、それまでの日常のいつもの振る舞いに本能的に強い制限をかけてしまう傾向にある。その結果、頚周辺の筋力も短期間の間に低下してしまうことになると見られる。

　筋力が落ちてしまってからも、頚・肩周辺に響くことをすべて拒否するかのような生活をしてしまうこともあり、より一層の筋力の低下を招くことになる。先ほどの図11-3の状態と異なり、強い体幹の背筋力を頭部に伝えられず、向かい合って座っている相手の身体を浮かすことなどとてもできない状況に陥る（図11-4）。

　つまり、痛いから使わない → 使わないことで筋力が衰えていく → 抵抗力が減弱することでより傷めやすくなる → 日常生活でも痛みが出る → 痛みが頑固に継続する、という好ましくない流れが容易に考えられる。

　最近、次第に明らかにされつつあることだが、痛みという不快な感覚は、慢性化することでヒトの脳に刷り込まれてしまうそうだ。私はこのやっかいな流れに陥らないためにも、前述したが、最初の説明で患者さんに、「後から痛くなること自体はさほど不思議なことではない」程度のこ

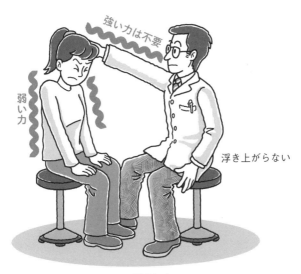

強い力は不要

弱い力

浮き上がらない

図11-4

とを付け加える。それにより無用の筋力低下防止に努めたいというスタンスだ。

　必要に迫られて仕事を休めず、鞭打ちの痛みに耐えて仕事を続けざるを得なかったが、いつの間にか軽快したというケースも多く、この方向性に持っていくことが、私個人的には最も理想的だと考えている。つまり、痛いけど使う → 使い続けることで筋力が低下せず維持される → 抵抗力が落ちず日常生活においても傷めにくい → 徐々に症状が改善していく、という好ましい流れだ。この場合、治癒の

119

流れを推進してくれる原動力は、「頚周りの筋力」をできる
だけ落とさないことだと私は見ている。痛みの強さに多少
の波があっても、耐え難いものでなければ、社会復帰しつ
つ日常生活を通し、可能な程度に事故前のレベル近くに
使っていくことが、早期の痛みの軽減には最も単純かつ確
実な早道であると確信している。

　ただ、この流れに乗り切れない場合もあるだろう。この
世に痛みに平気な人間など存在しないし、痛みの強さもつ
らさの程度も個人差が大きい。しかし町医者の私から見れ
ば、早期の回復には以上の流れが最も理想的な経過と考え
られる。

### ♪頚部の筋トレの難しさ

　繰り返すが、腰では腰椎から離れた腹筋が、背筋同等以
上に重要であるが、しかし頚ではその腹筋に相当する筋群
が存在しない。これが、頚椎捻挫の治療を一層難しくして
いると私は思う。

　腰痛では、痛みと反対側の痛くない腹筋で「樽」や
「桶」のように安定して支え・鍛えることで、腰を刺激す
ることなく生活することができるのだが、頚椎では、頭部
を前後左右に動かすという本来の仕事をさせないわけにい
かず、痛みを感じつつ、多少の制限をかけて生活すること
になる。

　一般診療所では、治療の方向性として、いわゆるリハビリの他、過度の制限による無用の筋力低下増悪を招かぬように、また痛めている部位のさらなる強い痛みも生じぬよう、我々も症状の消退・改善を待って徐々に時間をかけて痛みのある部位の筋トレ指導をしていく。しかし治療する側もされる側もなかなか面倒であり、多くは「時間薬」に任せざるを得ないのも現状である。

　筋トレをおこなうとすれば、自分の手力で頚の筋力と力比べをさせる程度のものだ。片手でおでこを押さえて力を加え、おでこ側は押されても動かないように、力を入れて手を押し返す。これを数秒間、ギリギリ手の力が負けない程度におこなう。壁に頭を押し付けるのもありだろう。次は、後ろへ、右へ左へと、方向を変えておこなう。あくまで痛みが増悪しない程度に、翌日以降徐々に質と量をあせらず増やすようにする（図11-5）。他には、食事時にしっ

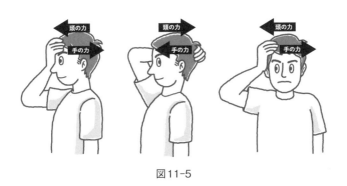

図11-5

かり物を嚙む、最大握力を発揮させて首筋にも力が入る程度にタオル等をしっかりと絞らせるなどがある。

　また可動域改善には、頭・頚を動かすだけではなく、肩甲骨を意識して、両腕を前方へ伸ばして前にならえの姿勢から、両腕・両肩を左右・上下に動かし、頭・頚と肩甲骨間をストレッチするようなものや、さらには四十肩・五十肩における肩可動域訓練といったものもかなりプラスになるかと思う。

　結論だが、最も大切なことは、最初から周囲筋力を落とさぬことであり、これが治療上、最重要だとは思っているが、痛みを強く訴えている患者さんに対しては、指導すらも非常に困難だ。


　再度、お断りをしておこう。ここでの鞭打ち損傷については、骨・関節・椎間板・神経等の画像診断上、全く外傷由来の異常のないものや、神経学的所見や複雑な愁訴のないものに対する、私自身の経験・私見に基づいて、発症メカニズム、筋トレの必要性と問題点を中心に話をさせていただいたものだ。個々の症例はもっと複雑なことが多いし、正確なデータがあるわけではなく、異論のある方も多いだろう。「頚部周囲筋力の重要性」を強調した、あくまで一町医者のこだわりである。なお、このテーマ（鞭打ち損傷）に関しては、訴訟等において本書を文献等として引用することは一切禁止させていただく。

# 12 肩・肩甲骨の話

## ♪肩には二つの関節がある！

　次に肩の話をしよう。ここは私が最もこだわって詳しく話をしたい部位だ。これから先はスポーツ動作を念頭に話をしていこう。一見同じ動作に見えても、上級者の力強い「黒幕的な力」は一体何なのか？　さらに障害予防のための使い方にこだわって論じてみようと思う。

　肩の関節は大きく二つに分けられる。一つは狭義の肩で、腕の骨が肩甲骨の受け皿にはまり込んでヒトの身体の中で最も大きな動きを持つ「肩甲上腕関節」である（図12-

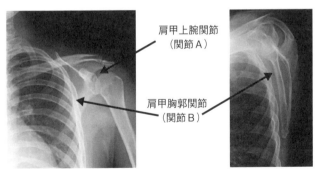

図12-1　肩甲上腕関節（関節A）と肩甲胸郭関節（関節B）

1)。この関節はどの方向にも自由自在に動かせる非常に器用で便利な関節で、誰もが肩といえばこの関節を思い浮かべる。ここでは関節Aとしよう。

　もう一つの関節は、背骨や肋骨に対する肩甲骨の動きそのものである。頭部や首、背中の背骨や肋、さらに骨盤といった広範囲から起始し、肩甲骨・腕まで走行する筋群が働く。お相撲さんならすごく筋肉が盛り上がっている部位も含めて、正式には「肩甲胸郭関節」という。ここは筋肉だけで連結している特殊な関節で、単に骨同士が向かい合っている関節ではない。ここでは便宜上、関節Bとしておこう。

　ヒトの肩は主にこの二つの関節の組み合わせで使われているのだが、この組み合わせの割合が徐々に崩れていくことで、四十肩・五十肩といった病態を招いてしまうと考えられる。子供時代は関節Bの大きな動きが可能だが、成人以降は徐々にであっても明らかに低下していくため、その結果、同じ腕の動作をさせても、加齢とともに次第にAの負担が増えていく。Aは元々十分に余裕があったのだが、成長期以降、この部も少しずつ可動域が低下し、かつBが落ちた分の負担も増えてしまうことから、四十代以降のどこかで悲鳴をあげることになる。これが、最も単純な四十肩・五十肩の発症理由だ。

## ♪肩甲骨周辺筋の力強さとは？

　関節Bは元々筋肉だけで構成されており、通常の関節と異なり、関節軟骨もない、靭帯もない、関節部分を取り囲む関節包もなければ、もちろん関節液も分泌されない。あるのは筋肉だけという、極めて特殊な関節だ。したがって、整形外科医が治療の対象とする、骨折・脱臼・関節炎、その他種々の対象疾患が一切なく、あるのは筋肉に関するものだけだということになるため（もちろん肩甲骨や肋骨の骨折はある）、整形外科の日常診療では重要視されてこなかった。

　神経についても、筋肉を動かす運動神経と、筋肉痛を感じる神経はあるものの、肩甲骨の動きを明確に認識するための神経（関節位置覚）は存在しないため、本人自身がこの部位の動きを正確には自覚できないという非常にやっかいな関節だ。例えば目をつぶっても膝や肘ならどの程度曲がっているとか伸びているとか、手指ならどの指がどの程度曲がって握っているなどと認識できるが、肩甲骨は背骨から何センチ離れたとか、何度傾いたとか全く自覚できない。また背中にあって肩甲骨の動きが本人自身には見えないこともあり、肩甲骨の動きそのものを認識することは通常の日常生活ではないだろう。

　しかし、この関節Bは頭・背骨・骨盤・肋骨から肩甲骨まで、幅や厚みの極めて大きな複数の筋群によって構成さ

125

れており、手や腕の土台として、この大きな筋群により発揮される力強さは、当然のことながら非常に大きい。それがどれぐらい大きなものなのかを知るには、非常に話が大きくなってしまうのだが、地球上での生命の誕生と進化という立場からも推し量れる。

## ♪進化から見た肩甲骨周辺筋の機能

　地球上の生命の起源は海の中で生まれ、さまざまな過程を経て、魚類となって水中での進化を遂げ、さらに水中から地上へと重力に抗して活動範囲を広げるために何億年もかけながら、両生類から爬虫類、さらに哺乳類へと進化してきた。ヒトも、モグラやネズミのような原始哺乳動物から、樹上生活でのサル類を経て直立二本足歩行を獲得してきたのであり、ヒトが得られたこの筋骨格構造もすべては地球の重力との闘いの成果と見つめなおすこともできる。

　別の進化の道を辿った四足哺乳動物では、原則、鎖骨はなくなり、筋肉だけで地上を自在に走り回れるように特化していく。後肢・股関節は体幹の端に位置し、身体全体を支えるというよりも、駆動するためのものであるのに対して、身体のほぼ中央に位置し身体の重さを支えているのは関節Bを土台とした前肢であり、地上を走り回るのに特化し、あるいは水中でも泳ぎ回るのを可能とした（図12-2）。ネコが高い塀や屋根から飛び降りて平気なのも、この部位の持つ本来の力強さを示している。鳥類も関節Bを力源に

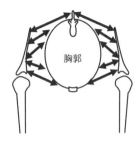 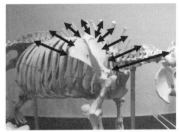

カバの骨格標本（王子動物園所蔵）

◀━━━▶　肩甲胸郭関節（関節B）の筋群

図12-2　四足哺乳動物の前脚

　肩甲骨ごと翼で空を飛んでおり、この点からも前肢の肩甲骨周辺筋の持つ機能的重要性は極めて高い。

　ヒトでは、樹上生活のサル類からその後に直立二本足歩行が可能となり、上肢は身体の重量を支持するというロコモーション機能*₁から解放された。土台の肩甲骨の可動域を背中方向へ拡大させ、脳の発達ともに器用に進化した手を広い範囲で使えるようになっていった。だが、上肢は確かに身体の重量支持の機能から解放されはしたが、土台の肩甲骨の動きを担う筋群では、身体の重さを支える能力もまだ残されており、非常に強力であることは言うまでもない。近年ではオリンピック種目にスポーツクライミング（ボルダリング）という競技が加えられ、体操競技とともにこの部位の機能の大きさが容易に推し量れる。

　各種スポーツの上級者はこの部位を上手く使っているは

127

ずなのだが、動きを正確に認識するための神経が、前述の
ようにこの部位には存在していない。したがってスポーツ
の現場では、教える側がいくら正しく使っていても、肩甲
骨の動きや周囲筋の作用として自覚して指導することがで
きず、多くの場合は認識しやすい隣接する関節Aや腕の
動きとしてしか伝えられないということになる。習う側も
意識の及ばぬ部位だけに、理解して受け止めることができ
ず、両者の間は感覚的な言葉による、まるで禅問答さなが
らの厄介なやりとりになってしまうのだ。日頃の練習もよ
り感覚の明確な部位に頼るしかなく、通常は単に見かけの
動きと手先の感覚、さらには「こういうふうに」などに代
表される不正確な指示語を用いたり、擬態語や擬音語を
使ってしまうことになるのだが、関節Bの中身を伴わずに
真似ようとしたところで、上級者と同じ結果が得られるこ
とはまずない。

　また、大きな機能を持つこの部位は、明確な意識が及ば
ないということから、いわゆるメンタル面との大きな関連
性もあるはずだ。緊張する場面でも、いかに正確にその人
なりにこの部位を理想的に使いこなせるかが、そのままメ
ンタルの強さに直結しているという見方もできるのかもし
れない。

＊1　ロコモーション機能：身体の位置を移動する機能。ここ
　　　では身体の重さを支持し、移動する機能。

### ♫赤ん坊が大きなヒントを示してくれた！

　私が肩甲骨および肩甲骨周辺筋にこだわるきっかけと
なったエピソードを話してみよう。私がこの関節Bに最初
に注目したのは、研修医の頃だ。股関節脱臼の赤ん坊が入
院となり、数週間にわたって持続的に両脚を牽引し、その
後整復を試みて治療が進められていくが、その間、赤ん坊
は清拭や着替え以外では骨盤ごとベッドに固定されており、
両脚は引っ張られ、自由がきかない。赤ん坊が自由に動か
せるのは両肩から先だけだ。

　寝ている時の赤ん坊の肩甲骨は、背中で大人と同じよう
にベッドに面しているが、目が覚めて赤ん坊が両腕を上方
向に差し伸ばすと、なんと、左右の肩甲骨がベッドに垂直
に立っているのが容易に観察されたのだ（図12-3）。この
赤ん坊の両腕の動きはほぼ100％近くが肩甲骨・関節Bの
動きのみに由来しており、関節Aはほとんど動かされて

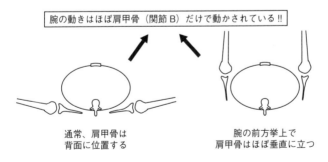

図12-3　乳幼児の肩甲骨の大きな動き

いないことを、その時に私は知った。もちろん股関節脱臼で入院しているのだから、そのことは治療には全く関係ないため、医者同士間でも話題になることもなく、私も当時は、赤ん坊の身体ってこんなに柔らかいんだ……程度にしか思っていなかった。お産の時に、難産かどうかは肩幅ではなく頭の大きさで決まり、両肩は頭より小さく折りたたまれて産まれてくることを思い出した程度だ。

　その後ようやく整形外科医として人並みに仕事ができるようになった頃に、投球動作等に関する論文を読む機会があったのだが、当時はほぼすべての文献で、肩甲骨の動きや機能が考慮されておらず、また幼い子供たちの肩甲骨の大きな動きさえも、大人と同じく全くないものという前提で語られていた。それは私には大きな疑問であったが、臨床経験を通して、整形外科の立場では極めて一般的であることも改めて知った。私が思うに、この部位は、疾患も少なくケガがあっても問題なく経過観察のみで治りやすい　→　積極的な治療が不要　→　存在を考慮しなくてよい　→　無視してよい、という扱いであり、臨床の表舞台に出てくることはほとんどなかったのだ。

　元々、この部位は身体の重さを支えることが可能なほど、機能的に力強い部位だ。障害が残って機能が多少低下しても、肩や腕の重さを上げたり支えたりする程度の日常生活ではさほど困らない。したがって当時、整形外科医、特に肩の専門家であっても、治療上この部位を重要視しなかっ

たのは一応、理解はできる。また関節AとBの三次元の動きを持つ二つの関節を考慮して評価・解析することは困難で、動きを自覚しづらいこともあり、いっそのこと関節Bは無視してよい、という風潮になってしまっていたのかもしれない。

当時まだ若かった私は、この大きな機能を持つ肩甲骨周辺筋を決して無視してはならないという使命感に燃えてしまい、そこから肩甲骨とその周辺筋の重要性について、日常臨床とは別に、独自に研究をおこなうことになった。X線CTはもちろん、肩甲骨にワイヤーを打ち込んで当時の最新のコンピューターを用いた動作解析、ついには京都大学霊長類研究所においてアカゲザルの肩甲骨の動作解析まで、その他、肩甲骨周辺筋機能の重要性をアピールするためにやれることは努めてやった。

その後、肩甲骨の動きの大きさについて年齢差を強調できるという理由から、スポーツを題材に、特に一般向けに幅広い年齢層でおこなえるゴルフスイングを中心に、ヒトの進化という立場からの考察を加えて「身体のつくりから見て理にかなった使い方」をテーマに本を出版した。当時はまだ整形外科においても肩甲骨の動きや周辺筋の機能がさほど重要とは認識されていなかったため、一般向けに特にスポーツ動作でのこの部位の機能がいかに重要で大きいか、なぜ治療医学では重要視されないのかを強調したものだった。

まもなく、世間の健康志向もあり、肩甲骨の機能や役割は一般的にもメジャーな立ち位置になったと見られ、それに合わせて、その後は整形外科でも、「投球動作は全身運動であり、もちろん関節Bも重要」程度の扱いにはなった。一応、私の使命の1/3程度は果たせたようだ。

　実は関節Bには腕の土台としての役割だけではなく、まだまだ別の大きな役割がある。一つ目はこの本の主題の背骨とも関連していて、まずは姿勢との関係だ。実は関節Bに関わる筋群は強力な背筋となる。二つ目は身体のひねり動作における関わりだ。順に確認していこう。

# ⑬ 背筋について

## ✐肩甲骨は背筋作用に大きく関与している

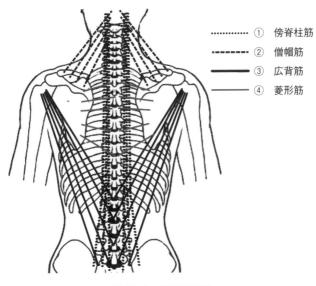

| | | |
|---|---|---|
| ·············· | ① | 傍脊柱筋 |
| ------------ | ② | 僧帽筋 |
| —— | ③ | 広背筋 |
| —— | ④ | 菱形筋 |

図13-1　脊柱の背筋

　背筋作用を持つ主要なものを挙げると、①脊柱起立筋
②僧帽筋《そうぼうきん》　③広背筋となる。①の脊柱起立筋とは、背骨か
ら起始し、ほぼ同じ背骨に停止するもので、背骨のすぐそ
ばに位置していることから、傍脊柱筋《ぼう》ともいうが、この筋

自体は腰椎レベルではともかく、背骨の上にいくに従い、胸椎レベルでは次第に非力となる。代わって、胸椎レベルで活躍してくれるのが② ③である（図13-1）。

　ただ、解剖学の教科書では、背筋は①だけで、② ③の筋は脊柱の背筋という扱いではなく、肩甲骨等（上腕骨を含む）の動作筋とされ、これまで述べてきた関節Bに属する筋である。解剖学の立場では、それぞれの起始・停止の部位によって分類が定められており、② ③は脊柱の背筋としてではなく、肩甲骨の動きに関わる筋として分類されているからである。

　しかしこういった分類とは別に、肩甲骨の位置によっては、② ③も背筋として働かせることができるということだ。② ③は身体の背面にあり、両側肩甲骨を脊柱に寄せ、脊柱に対して肩甲骨に関わる筋群を縦方向に走行させることで、脊柱全体を背屈させるように働かせることができるからだ。最近はスマホやパソコンでも、筋トレ指導をしている動画がたくさん見られる。それらも同じように上記の二つの筋の重要性を述べているが、実はまだ補助筋がある。

　肩甲骨に関する筋群にはまだ他に、④菱形筋、前鋸筋といった筋群があり、これらの筋群も補助的に② ③を強力に働かせるべく仕事をしている。例えば菱形筋は肩甲骨をできるだけ背骨側に引き寄せるように働き、前鋸筋は側胸部にあって肩甲骨をできるだけ肋側と密着させるように働く。いずれも、② ③の筋力の効率を高めるように働

いてくれるのだ。

　スポーツの現場では背筋力も重視されているが、背筋力とはこれらによる総合的な筋力の結果であり、上肢の土台である肩甲骨および周辺筋の機能評価を兼ねていることが理解できるだろう。

　誰でも「背すじを伸ばしてごらん」と言われれば、胸を張ると同時に肩甲骨を背骨に近づけ、肋を後方から押し付けるような動きをとるはずで、肩甲骨の柔軟性がそのままよい姿勢となり、この部位が上半身で最も強力な背筋作用を担っているということも理解しやすいはずだ。また若いほど、肋骨の柔軟性や肺活量が大きいほど、呼吸に伴う肋骨の動きが大きいのだが、それらもそのまま肩甲骨の柔軟性に関連する。加齢に伴い、肋骨・肋軟骨の柔軟性が落ちていけば、肩甲骨の動きも低下し、肩甲骨が背骨近くまで回れず、よい姿勢の保持にも貢献しづらくなってしまう。

　中高年以降の猫背姿勢の進行は、肩甲骨の可動域の低下と大きく関連しているものと私は考えている。もちろん、現在の若者の姿勢についても、第1部で述べてきたが、彼らの肩甲骨の可動域や動きの滑らかさも、我々の世代よりも年齢不相応に低下しているであろうこともここで補足しておこう。

## 14 身体をねじる真の筋群と腰の優しい 使い方とは？

### ♪腹筋群の真の機能とは？

腹筋群は4つの筋肉、腹直筋・腹斜筋（内と外）・腹横筋で構成されている。トレーニングで身体をねじって腹筋を鍛えているのもよく見かけるが、この場合、特に腹斜筋を鍛えているには違いない。教科書を見ても、ネットで検索しても、身体をねじる筋は腹斜筋しか当てはまらない。だが、私は一言異論を述べておきたい。構造上、腹斜筋は腰椎レベルを斜めに跨いではいるのだが……。

仰向けに寝て試してみよう。まずは下半身を使わずに寝返りをしていただきたい。その時、一番先に動かす部位はどこだろう？　普段は無意識にやっていることだが、左に寝返りをする場合はまず右の腕を肩ごと回していないだろうか？　それに合わせるように、遅れて背骨を回して寝返りしているはずだ（図14-1）。

では次に、下半身だけではなく、肩や腕や手を一切、先に動かさずに、寝返りをしてみよう。どうだろう？　意外にできないのではないだろうか？　これは一体どういうことだろうと、皆さん不思議に思うはずだ。

背骨は、そもそもどれぐらいねじれるのだろう？　背骨は上から、頚椎7個、胸椎12個、腰椎5個で構成されてい

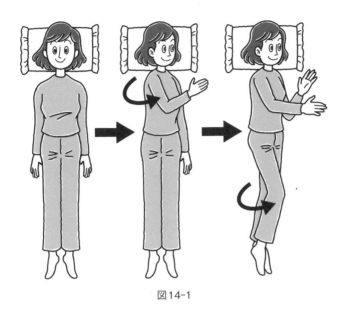

図14-1

る。『カパンディ　関節の生理学』（医歯薬出版）という教科書には、背骨は胸椎12個で片側35度、腰椎5個で5度、合計背骨全体で片側40度ねじれるとされている（図14-2）。腰椎の5度とは、時計でいえば秒針が1秒6度（60秒360度）であるから、解剖学上、腰椎は5個合わせた全体でも秒針のわずかたった1秒の動きすら、元々は動かないのだ。つまり腰椎そのものはねじれるようにはできていないと言える。

　（ただし、これは腰椎が理想的な生理的前弯をとっている場合だ。もし前弯が消失し、後弯傾向の場合および強い猫

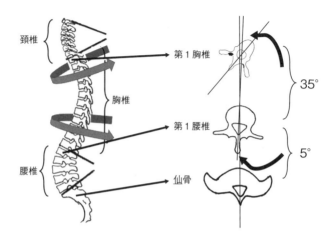

図14-2　脊椎の可能な回旋角度（『カパンディ　関節の生理学』参考）

背姿勢でひねり動作を加えた場合は、この限りではないと
推察する。背中を丸めて偏った足組み姿勢をおこなうこと
が好ましくないことの説明にもなる）

　元々ねじれないものをねじる筋肉？　意味がよくわから
なくなるが、ここでは腰痛時における腹筋の重要性を思い
出してもらいたい。私は、腹筋をしっかり働かせ、まるで
「桶」や「樽」のように一体化して使うことが重要だと説
明した。言い換えると、ねじって動かすのではなく、逆に、
ねじったり軋（きし）んだりせぬように腹筋群を使えと説明してい
たのだ。つまり腹斜筋も含めて、腹筋群の本当の機能とは、

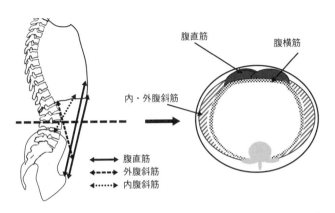

腹直筋

腹横筋

内・外腹斜筋

← → 腹直筋
<------ 外腹斜筋
......> 内腹斜筋

図14-3　腰部・腹部の腹筋群（『カパンディ　関節の生理学』参考）

　元々ねじって使うべきではないはずの腰椎がねじれぬよう、胸郭・腰椎・骨盤を一体化させるための筋だったというわけだ。これで辻褄が合う。

　ヒトの腹筋は直立二本足で立ち続けるためのものであり、上半身と下半身との間で生じるねじれを主体とするさまざまな負荷から、腰椎を痛めないように腹筋を発達させてきたのだ。腹直筋は縦方向、腹斜筋は斜め方向、腹横筋は横方向に働き、全体で三次元的に腰椎のねじれや軋みといった負荷から守ってくれていたことになる（図14-3）。そもそも腰椎はねじれないよう、歪まないよう、軋ませないように使うべきものだと、ここで私が明確に断言しておこう。

　さらに、腹筋は肋骨から起始しており、肋骨下位の前方成分は軟骨成分が多く、若年者ほど通常のX線撮影では

139

写ってこないし、呼吸運動でも大きく移動してしまう。呼吸運動で大きく影響するのは、安定した体幹の動作筋としては不適格で、息を荒げているだけでパフォーマンスが変化するのも困るはずだ。また腹斜筋自体も前面の停止部では、一部が骨盤骨に停止しているが、残りはお互い腹筋同士で連結し合っており、腹斜筋自体だけでは、強力に体幹・背骨をねじることが困難な説明にもなる。

筋肉は、単に関節を動かすためのものだけではなく、実際には教科書どおりの働きでないことも多い。逆に動きを減らすように、身体や各関節を動かさないように働くことで、無用なストレスで傷めぬように守ってくれることも多いのだ。後で出てくる肩甲上腕関節（いわゆる肩関節。ここでは関節A）の動作筋とされる腱板構成筋も、実は肩関節を傷めぬよう安定化させる役割が主だ。この部位は特に動かす方向にこだわる必要があり、詳しくは後述する。

### ✍腰をねじる筋群の正体とは？

さて、腹斜筋が背骨をひねる筋ではないとすると、身体・体幹をねじる真の筋とは一体何なのだろう？　と皆さんは疑問に思うはずだ。しかし、ここまでこられた皆さんなら、もう答えはわかっているはずだ。

背骨をねじるには、背骨に対して垂直方向の成分を持つ筋肉が必要だ。関節Bを構成する筋群は、ほぼどれも背骨に対して角度をつけて垂直気味に走っており、肩甲骨の動

きにともない関節Ｂの筋力が背骨のねじりに最も役立つことが容易に理解できるだろう。実際の筋トレでも、肩・腕も一緒にねじるようにして参加しているし、身体をジャンプさせて回転する時も、最初に腕を目一杯振り回しつつジャンプして回転しているはずだ。

　下半身からの話もしてみよう。下半身を使っても寝返り動作ができる。左向きの寝返りなら、まず右膝を曲げて左へ倒し、左股関節を中心に右後ろの殿部を持ち上げて骨盤ごと回し、それに合わせて上半身を左へ傾けて左へ寝返りしていく。骨盤・下半身が大きな動きをしても、腰がねじれて痛まぬように、腹筋群の働きが重要となるのは同じ理屈だ。


　このようにスポーツ動作を見ていくと、下半身によるねじれと、上半身・関節Ｂによるねじれの両者によって、介在する腰椎が大きくねじれて傷まぬように、腹筋群を働かせていたことになる。これが腰椎における「身体のつくりから見た理にかなった使い方の大原則」であると私は見ている。

　このような、腰椎のねじれやひずみを招かぬような使い方を徹底することで、負荷の大きい普段の日常生活においても、また激しいスポーツ動作であっても、腰を傷めない、腰に優しい安全な使い方となってくれるのだ。実際に腰痛のある人なら、腰のねじれやひねりといった歪み動作を特

に怖くて避けているはずだ。腰にとって最も危険な動作は
ねじりやひねり動作だということを、改めて念頭におかな
ければならないことがわかるだろう。

　逆に、腰椎にねじれや歪みを強いるような使い方を常時
おこなわせている人では、たとえスポーツとは無関係で
あっても、日常生活の範囲で容易にさまざまな問題に遭遇
してしまうものと危惧される。一般に、スポーツ歴のない
成人においても腰椎分離症は見られることがあり、整形外
科の立場では発症しやすい素因があるとされているのだが、
私は構造上の脆弱性だけではなく、腰椎へのねじれ動作を
極度に強いるような日頃の生活習慣が最大の誘因ではない
か、と疑っている。

### ♂子供たちの腰椎分離症について

　腰椎分離症はプロの野球やサッカー選手で、一般人と比
較して相当な割合で見られることもあり、私はここまで述
べてきた腰椎に対する「身体のつくりから見た理にかなっ
た使い方」をさらに推進する立場でもあるので、次に若年
者におけるスポーツ障害としての分離症について考えてみ
たい。

　彼らは野球でもゴルフスイングでも、あるいはサッカー
でも、身体を目一杯ねじって使っているのだが、障害の原
因は、本来わずか5度しかねじれないはずの腰椎を、限界
以上に繰り返しねじれを強いた結果と言える。成長期には

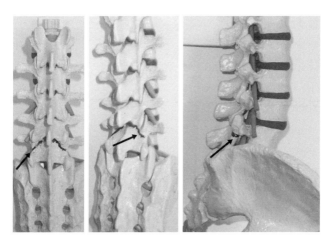

図14-4　第5腰椎分離症

　まだ個々の腰椎は未成熟で、十分に骨化していないため傷めやすい（図14-4）。

　この部位への過度のねじれや歪みストレスが原因なのだが、発症を防ぐためには、腰椎自身にも＋α以上の可動域があった方がよいのはもちろん、周辺の関節Bや胸椎および股関節の回旋可動域に大きな余裕が十分にあったうえで、腹筋群の働きによって腰椎のねじれや歪みストレスをできるだけ減らし、スポーツ動作をおこなうことで障害を防ぐことが可能となる。つまりここでも「トビラ」や「引き出し」と同じ理屈で、限界まで強い負荷をかけて続けていては、スポーツ障害として腰椎分離症が好発してしまう……ということだ。第1部で私が指摘した体幹の柔軟体操・準

備運動の必要性もわかっていただけただろうか？

　日頃から、身体各部の柔軟性の維持向上に努め、「守り神」とも言うべき腹筋をしっかり鍛えておくことが必要だが、若い間は、どこもかしこもがむしゃらに使って動かし、目一杯身体を回してねじってしまいがちだ。スイングや投球動作、サッカーでも実際の大きな回旋動作を担わせるべき部位は、腰椎ではなく、上半身では肩甲骨（関節B）と胸椎、下半身では股関節なのだ。腰痛障害予防のためにも、腰椎そのものは可能な限り柔軟性を高めておき、運動時にはできるだけ腰椎がねじれないよう、腹筋を最大限利かせて胸郭・腰椎・骨盤を一体化して、腰椎を常に限界範囲内の動きにとどめて使うべき、という大原則を少なくとも指導者だけでも理解すべき、と進言したい。そうすれば、肩甲骨（関節B）と股関節の柔軟性がそのままパフォーマンス向上に繋がってくれることも理解できるだろう。

　ここまでに、関節Bの持てる機能の大きさとして、腕の土台としての力強さ、背筋としての力強さ、さらに体幹の回旋筋力としての機能的重要性について論じてきた。腹筋群の本来の役割とともに、肩甲骨および周辺筋の機能がどれほど大きいかを、改めて理解していただけただろうか？

　次に、さらに関連して、腕の動きについても考えてみよう。

## ⑮ 肩に優しい腕の使い方

　どの関節においても、ギリギリに大きく限界で、また力
強く使い続けることは、そのまま障害を招くことになる。
私が思う障害予防のための各関節の安全な使い方の大原則
は、常に可動域に余裕を持ち、決してギリギリ限界では使
わないこと、力強さを求めて繰り返し使い続けないことだ。
　しかし、肩関節においてはさらに注意しておくべき事項
が存在すると私は見ている。肩関節はこれまで述べてきた
ように、肩甲上腕関節（いわゆる肩関節、ここでは関節
A）と、肩甲骨の動きそのもの（関節B）のほぼ二つの関
節を合計して動かされ使われているのだが、臨床で問題と
なる肩関節障害はほぼ関節Aのみに限局している。
　したがって、臨床での肩障害予防のための最も基本的な
考え方とは、一見同じ動きに見えても、可能な限り関節A
の負荷を減らすことだ。もっとも基本的な使い方は、いわ
ゆる脇を締めておく使い方だ。例えば、鉄の重い扉を開け
閉めする際のような使い方となる。非力で不安定な関節A
を動かして使うのではなく、固定させた上で、手先の力よ
りも関節B、さらには、体幹、時には下半身も含めた身体
全体による力強さを反映させるための使い方だ。この使い
方については、特にコメントは不要だろう。
　以下、関節Aを守るための腕・肩の使い方についての

さらなる私の考えを紹介してみよう。

### ♂腕は「上から下へ」の縦方向に使う

　腕は肩を中心にどの方向にでも自由自在に使えるのだが、使う方向を誤ると肩甲上腕関節（関節A）を傷めてしまう。実は肩関節には、安全でかつ得意な方向と得意ではない傷めやすい方向が存在する。スポーツ動作のような、繰り返し力強さが要求される場合は、関節Aの使い傷みを防ぐ目的で、安全で得意な方向に制限して使うことが基本的に重要となるということだ。まずは一つ目の使い方を紹介しよう。

　解剖学の知識が必要だが、関節Aは三次元の自由で大きな動きが可能な関節で、関節内には4つの筋腱（インナーマッスル）が存在する。ただしそれらはさほど大きな筋ではないので、元々強大な筋力を発揮できるものでない。

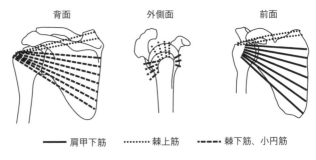

図15-1　関節A（肩甲上腕関節）を構成する筋

筋肉はその走行から、働く作用がほぼ決まっているのだが、この4つは、腕を下から上に上げる、あるいは外や内にねじるといった作用に働くのみで、実は腕を頭の上から足の下方向へと動かすように働くものは存在しない（図15-1）。関節Aの上から下への動きに中心的に働くのは、4つの筋腱とは全く別の上腕三頭筋だ。この筋は肘を伸ばす機能であるが、一部が肩甲骨から起始しており、肘を伸ばす際に関節Aも同時に上から下へと動かすように働いてくれる。

　つまり上から下への動作に限れば、前出の4つの筋腱は積極的には動作筋として働けないのだが、その代わりに、不安定で傷めやすい関節Aをしっかりと一体化・安定化して守ってくれる機能を自然に発揮してくれることになる。この状況を作り出せるかどうかが非常に重要だ。すなわち、関節Aの使い傷みを防ぐには、「上から下へ」を主体に意識して使っている限り、インナーマッスルである4つの筋腱が関節Aを保護するかのごとく安定化させてくれることになり、そのまま障害予防に役立ってくれているというわけだ。この場合、関節Bに関わる筋力も同時に参加させることにもなり、いわゆる体幹の力まで反映させうることも可能となり、結果として上級者に共通する手や腕の力強い使い方となると私は見ている。例えば、空手の瓦割りで枚数を競うような場面が一番当てはまるだろう。少し難しいメカニズムかもしれないが、これが手や腕を縦方向に使うべきだという表現に対する私の答えだ。

ここで腕を振り回すスポーツを例に考えてみよう。例えば剣道の竹刀は、基本的には縦振りだ。身体の正面で上から下方向へ振り下ろす。臨床上からも、この動作では肩の関節Ａを傷めることはまずない。もちろんゼロではないが、上下の動きだけでは肩には問題が出にくく、どちらかと言えば、首・腰痛など背骨や肘関節に関する訴えが多い印象がある。対して、身体の幅から外に肘を出して、腕を横・斜めにひねって使っている代表が投球動作だ。野球投手の多くが肩障害に悩まされるのはご存じだろう。

　腕を身体に対して前方で縦に使うことが基本的な腕の動きとなるのは、進化の立場から考えるとよくわかる。イヌ・ネコ・トラ・ライオン・キリン・ゾウなど、どの四足哺乳動物でも、前脚・後脚いずれも前後上下の縦方向に使って走り回っている。サル類を経由して進化してきたヒトの腕も、同じように身体の前方で縦方向の上下に身体の幅から大きくはみ出さない範囲で使うことだ。これが哺乳動物に共通の、原始的ではあるが最も基本的に備わった力強さを発揮するための腕の使い方の大原則と考えてよいだろう。

　ヒトでは自由自在にどの方向にでも使えてしまう肩関節だが、それは直立二本足で立位保持が可能となったためだ。肩甲骨を背面へ移動させ、上肢・腕を身体の側方・後方へ回せるようにしたことで、ヒトならではの器用さを持つ手

指を、身体の前だけではなく広い範囲で使えるように進化させてきたのだろう。

　しかし、横方向への動きは原則、力強さを要求させない作業に制限しておこなうべきで、身体の重さを支えるような力強さを発揮するには、あくまで腕を身体の正面で使うからこそ可能であり、側方や後方では力強くは使えないものなのだ。例えば、運転席に座ったままで後部座席の荷物を取ろうして、肩を傷めることもある。また、川で洗濯という昔話があったが、おばあさんの洗濯も、洗濯板（若い人は見たこともない人が多いかもしれないが……）に対して腕を縦に使い、手を前・下に押し出すようにして使うものであり、昔、学校の窓ガラスも我々は窓のサンを跨いで腕を前へ伸ばすようにして窓拭きをしていたし、雑巾がけも常に身体の前面で押し出すようにおこなっていた。相撲の関取も、両脇を締めながら、すり足で手を前へ押し出すように練習しており、脇の甘さはそのまま黒星に直結するはずだ。体操競技でも、十字懸垂などは一般人にはできるはずもない。つまり原則、スポーツ動作では腕は身体の幅内で、脇を締めて使うべきとなる。脇を空けて横に出せば出すほどに、本人が全く同じ意識であっても手先だけの筋力で作業することになるために、非力な結果とならざるを得ないということだ。

　肘関節の使い傷みも、多くは脇を空けて使いすぎたこと

が原因となっている場合が多いと私は見ている。脇を締め、肘を内側に絞って腕を身体の正面で作業させることが、肘関節の使いすぎによる炎症もある程度減らすことになり、かつ力強く腕を使えるはずだ。この部位の炎症はやや女性に多い印象があるのだが、その理由は胸の関係で女性では腕を外へ広げて使う傾向があるためだと私は見ている。本来、身体の外や後ろ側では手による器用でかつ力のいる仕事はできないわけで、悪事が発覚して捕らえられ、動けないようにされる「手が後ろに回る」という言葉の由来もわかるだろう。手や腕は原則、身体の前・正面で縦に使ってこそ初めて力強く仕事ができるのだ。

　またスイング動作では、野球でもゴルフのスイングでも「縦に振れ、上から……」という指導がなされることが多い。私が思うに、それは単なる見た目のバットやクラブの軌道、またはボールとバットの位置関係を表現したものではなく、腕を安定して力強く使うために、最初に腕を振り出すべき方向について、上半身に対し決して横に使うべきではない、という哺乳動物に共通する筋骨格構造に基づく本来の基本的な使い方を、プレーヤー自身の感覚で表現したもののはずだ。
　さらにスイング動作よりも直線的なものとして、例えば居合で斜めに竹を切るような動作がある。肩・身体に対して単純に上から下への動作であっても、同時に身体が回転

することで、腕と刀は見た目斜めの軌道を描くことになる。
これらの話はもし機会があれば、どこかでさせていただく
ことにしよう。

### ♪ゼロポジションでの腕・肩の使い方とは？

　次の使い方は、投球動作等で必要な最も重要な使い方だ。
さすがに上から下、そして縦方向だけでは、ラケットを
振ったり、ボールを投げたりできない。腕を上げて、何ら
かの回す動きが必要となる。

　投球フォームは人それぞれクセ以上のものがあって異な
るし、二つの三次元の動きの可能な肩（関節AとB）をま
とめて画一的に語るのは難しい。大原則として、肩にどん
なに優しく投げていたとしても、投げすぎは必ず障害を起
こす。障害予防のための理想的な投球動作については、多
くの研究者が解析してきたところであり、私自身はそれ以
上のものは指し示せないが、少なくとも一般の方に、ある
程度の「肩に優しい投げ方」というものの概念を簡単に示
してみよう。ある程度はパフォーマンス向上にも通じるは
ずだ。

　まずはすでに周知されていることだが、障害を起こしや
すい関節Aを最も安定化した位置で、肩甲骨ごと関節Bの
筋力を用いて投げることだ。それは「ゼロポジション」と
いう位置で関節Aを使うことになる。ゼロポジション、
これは肩甲骨の後方の出っ張りである肩甲骨棘と上腕骨

が一直線となる位置だ。おおよそ140 ～ 145度程度に腕を上げた位置となる（図15-2）。

　腕・肘が下がれば、腕の軸方向に対して、腱板の走行と角度が生じ、回旋力が働き、関節Aの不安性を招いてしまうが、対してゼロポジションでは、インナーマッスルである腱板を構成する4つの筋腱の走行が上腕骨の軸と一致し、その位置では腱板構成筋自体では関節Aに対しては内旋にも外旋にも働かないという意味で「ゼロ」と命名されている。この部位の骨折でズレがあれば整復が必要となるが、整復を容易にするために、ズレをもたらした筋の回旋作用をゼロとして整復を試みたことによる。1960年代にインドのSahaという医師により命名された。

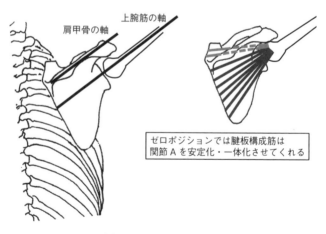

図15-2　ゼロポジション

投球動作でも、このゼロポジションであれば、4つの筋腱で構成される腱板が働き、関節Aをしっかり安定化し、関節B主体で肩甲骨を活かして投げるような使い方になるだろう。肘が下がるとまずいという問題点がよく指摘されるが、その場合、この4つの筋腱が関節Aを安定化しきれないため、無用なストレスを生じて関節Aを傷めやすくするとともに、関節Aが緩んで関節B由来の筋力が十分に発揮できず、結果としてパフォーマンスが落ちてしまうことが理由として挙げられる。関節B構成筋の持つ力強さの重要性や、マエケン体操が関節Bのストレッチ運動そのものであることも、すでに述べたとおりだ。

また投球動作では、年齢が幼いほど肩よりも肘障害が多く、肘障害予防としても、肘が下がらぬことが指導されている。肘関節は肩や股関節と異なり、単純な屈伸運動しかできない。障害予防には、肘関節がおこなうことができないはずのひねりや横揺れ動作を極力、強いることのないように投球動作をおこなうことが安全であることは誰にでも容易に理解できるだろう。

私の周りの野球に精通している先生方によると、障害予防のためのお勧めの投げ方とは、右利きであれば、左足を踏み込んだ時点で、すでにテークバックでの右肘の位置が十分に高く上がり、肘の屈曲角度がほぼ直角になっていることがポイントだということだ。もし、左足が踏み込んだ

153

時点で、まだ腕・肘の挙上角度が不十分でボールを持つ手が十分に上がっていなければ、その後に肩や肘にも、より大きなひねりストレスが加わり、結果、肘・肩関節に障害を招くことになるだろう。この程度のことは、野球少年自身はもちろん、野球指導者・父兄の皆さんにも是非知っておかれた方がよいと判断して紹介した次第だ。

また、手投げの改善を目的とした練習方法に真下に投げつける練習法もよく指導されているが、これも私は一つ目の「上から下」と二つ目の「ゼロポジション」とをミックスさせた練習方法と見ている。上半身をしっかり回転させて投げつけることで、両者を合わせた使い方になるものとなると見ている。

近年のスポーツ医学最前線の病院では、診断技術も含めて治療レベルも相当進んでおり、整形外科の研修会等での講師のトップレベルの先生方の治療内容には、いつも敬服させていただいているところだ。

通常、本人が痛みを訴えていなくとも、障害を起こしていく途中経過ならば、すでに肩も肘も本来の可動域は低下してしまっている。肘関節だけなら、本人でも父兄の方でも屈伸の可動域の左右差ぐらいは確認できるはずだが、心配であればやはり整形外科を受診して左右差を確認してもらっていただきたい。肘関節だけの痛みであっても、一般にはすでに肩甲上腕関節（関節Ａ）だけではなく肩甲骨（関節Ｂ）も低下していることも多いと見られる。

　もちろん、一通りの治療後、再発予防には、投球フォームの修正はもちろんだが、肩・肘を含めた上半身に加え、下半身では特に股関節、さらに体幹の柔軟性向上が投球動作にとって極めて重要であることは理解していただきたい。

　以上、関節Ａを傷めないための使い方の原則として、縦または上から下、そしてゼロポジションという、腕の二つの使い方を論じてみた。

　肩は関節Ａと関節Ｂという三次元の動きが可能な二つの関節で構成されており、一見同じ動作に見えても、中身が全く異なることも多い。可能である限り、上から下の縦方向で使うことだが、できないものの代表である投球動作では、障害予防のためにはまずは肘の高さがより必要で、それは肩ではそのままゼロポジションとなる。つまりどちらも関節Ａを安定させて、関節Ｂに由来する可動域と筋力を最大に生かして使うことであり、パフォーマンス向上だけではなく、肩関節と同時に肘関節に対する障害予防にも極めて有効となる。

　また投球動作では、上級者ほど腕をムチのようにしならせて投げているはずなのだが、私は肩甲骨の使い方次第と見ている。しならせるための腕・肩甲骨の使い方だが、実はスイング動作でも同様な使い方が可能であるとして、現在、検討中であり、整理が出来次第、皆さんに紹介させて

いただく予定だ。

　皆さん方には、スポーツにおける関節Bの柔軟性と筋力が極めて大切な要素であることが理解してもらえただろうか？　そして子供たちの肩甲骨の大きな動きを無視できなかった25年前の当時の私が感じた使命感なるものも、少しはわかっていただけただろうか？

# 16 手先の話

## ♂手指はそれぞれ異なる仕事を担う

　母指から小指まで指は5本あるが、それぞれ仕事に違いがあり、母指には母指の、小指には小指の仕事がある。母指そのものは他の指と比較して結構太い。太い分、力強さが発揮できると思いがちだが、実はその逆で、小指側と比較して、意外に非力で不安定な関節であり、力仕事には向かないのだ。

　ヒト以外の哺乳動物では原則、手は前脚として、身体の重さを支え、サルではぶら下がり移動を主におこなってきた（ロコモーション機能　p.110）が、ヒトでは直立二本足歩行が可能となって、上肢はこのロコモーション機能から解放された。そのため、手指はヒトならではの器用さ（マニピュレーション機能*1）を発揮できるようになり、母指は示指（人差し指）や中指と向かい合って、つまむ、はさむ、ものの性状を調べるといったデリケートな作業ができるようになったと言える。

　母指の繊細で器用な動きを可能にさせたのは、母指の付け根の部分の、手首に近い第1中手・手根関節の進化のおかげだ（図16-1）。X線所見や形からはわかりにくいのだが、この関節の進化によって、ヒトの親指は他の指とは異

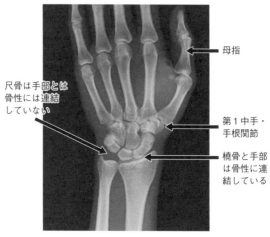

母指

尺骨は手部とは
骨性には連結
していない

第1中手・
手根関節

橈骨と手部
は骨性に連
結している

図16-1　第1中手・手根関節

なり、肩・股関節のような三次元の繊細な動きが可能と
なった。結果として、ヒトの頭脳の進化に大きく貢献して
きたといっても過言ではないだろうと私は考えている。

　ただ、母指はキメ細かい繊細な感覚や動きを担い、また
器用な分、頑丈さに欠け、使い傷みを招きやすい。この部
を使いすぎた結果は、皆さんの周りのおばあさん世代の手
を見るとよくわかる。右利きなら左手に多いのだが、母指
の付け根の外側に骨の突出が見られ、この関節が変形をき
たしているのがわかることが多い。私が思うに、主婦の方
は鍋を磨く・茶碗を洗う、その他、右手で擦<sup>こす</sup>って何かを磨
こうとする際、左手は逆に鍋や食器が決して動かぬように、

158

右側以上の力を休むことなく発揮しており、左母指をより酷使しているため、結果として左母指に使い傷みが生じてしまったと推測する。

　対して、小指は最も小さいのだが、中指・環指（薬指）とともに、しっかり握り締めるための役割がある。試しに小指を参加させないで握力を測ってみると、私なら7割程度の握力しか発揮できない。しかし、私の周りの主婦の方々に同じことをしてもらうと、1割から2割程度しか握力が落ちない。それだけ女性は普段から母指中心で力仕事をこなしているのだろう。幼い時から家事の手伝いもあり、女性は非力なために、小さな手を常に目一杯使っており、長年の毎日の積み重ねもあるのだろう。タオルを絞る際も、私なら親指を曲げないで親指の腹（母指球部）でタオルを圧迫し、さらに前腕や上腕のひねる力も参加させるように、つまり肩から先の腕全体を使って絞るのだが、周りの女性たちは、手指の力だけで絞っているものと見える。女性たちは、母指中心に限界に近い大きな動きを伴いながら力強く使ってしまうことで、多大な負担を繰り返してきたのだろう。綺麗好きの女性ならなおさらだ。家族のために、長年頑張って主婦業を務めてきた結果であり、私は敬意を表して「主婦の鑑」と言ってもよいと思う。

　このように、母指中心に目一杯の大きな動きで力仕事を担わせてきたため、母指付け根の第1中手・手根関節の障害の他に、母指腱鞘炎も圧倒的に女性に多い。ごくわずか

であっても動きを制限して少なく使えていれば、まだ障害発症が少なくなってくれるのでは？　と私は見ているのだが……。

　対して男性は、発揮できる筋力に余裕があることに加え、幼い時分にはどちらかというと家事手伝いよりも柄のある道具をつかんで振り回すような遊びをよくするため、本来の小指や環指、中指中心で握る・絞るという使い方をよりおこないやすい傾向にあり、親指を積極的に使わない手の使い方を習得している傾向にある。そのため、女性よりは母指の障害がはるかに少ない傾向にあるものと私は推測している。もちろん女性ホルモンが関与しているとの指摘もあろうが、他指の変形や腱鞘炎についても、女性が家事他でひ弱でかよわい指先に大きな動きと力強さを強いて長年使ってきた結果と言える。前述したように、わずかでも動きを少なくして使うことが重要だ。この点に関しては、男性陣は母親・奥さん方に感謝すべきであり、ここでは私が代表して「いつも、ありがとう」と頭を下げておこう。


＊１　マニピュレーション機能：細かい動きによる繊細な機能。
　　　ここでは力強さではなく、ヒトの手指ならではの器用な
　　　動きを指す。

## ♂飛ばせる指の握り方とは？

　最近では、高校野球でもプロ野球でも右利きなら右の母指と示指を使わずにバットを振っているのが観察できる。どうして母指・示指を使わないのかというと、一般には力む、無駄な力が入るからというのが理由のようだ。それも答えなのだろうが、もう少し踏み込んで言えば、私は手関節との関連性を指摘したい。それはスイング動作で求められる必要な手関節の動きを妨げないようにするためだ。

　この点を理解するには多少の解剖学的知識が必要となる（図16-1）。手関節の前腕側は二つの骨、橈骨と尺骨からなっているが、橈骨は末梢側で手部全体と骨性にしっかりと連結しているのに対して、尺骨は手部と骨性には連結しておらず、間隙が存在する。この部位には膝の半月板相当の組織があるが、この間隙を狭めるように手部を小指側に倒すことで、手関節を安定させつつ、いわゆるスナップを利かせて手関節の理想的な大きさの動きとともに力強さを発揮させることになる。この際、もし橈骨側を走行する母指・示指への筋腱が強い緊張状態にあれば、手関節の小指側への動きを妨げることになる。逆に緊張のない緩んだ状態にしておくことで、手関節の必要な動きを発揮しやすくなるということだ（図16-2）。

　これが私の考える、母指・示指を使わせない一番の理由だ。さらには肘の伸展動作をおこないやすくするための理由も挙げれるだろうが、ここでは割愛する。要は母指・示

母指・示指側の筋腱が強く
緊張している場合

母指・示指側の筋腱が
緩んでいる場合

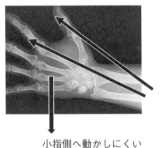 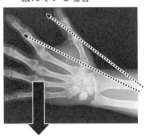

小指側へ動かしにくい 　　小指側へ動かしやすい

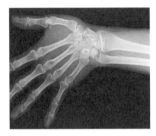

図16-2　母指・示指の筋腱の緊張と手関節の動き

指だけでなく、他の指も含めて全部の指をがっちり握って
いては手関節が固まってしまって、おこなわせたいバット
の理想的な大きな動きが制限されてしまうということだ
(図16-3)。バットをコントロールよく振り回すためには、
手関節部の遊びや余裕も必要で、そのためにはまずは親
指・示指の筋腱を不要に緊張させるべきではないというこ
とに集約される。この点はゴルフスイングにも通じるだろ

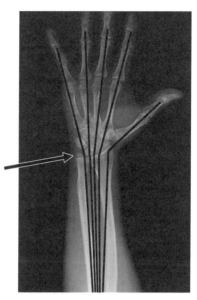

手指の筋腱が強く働いている
と手関節を動かぬように固め
てしまう

図16-3　ゆるゆるグリップが勧められる理屈とは？

う。
　さらに、強く握れば握るほどに、ヒトの身体というもの
は、身体の中心から見て、首から肩、そして腕・肘・指先
にいたるすべての筋群が強く緊張し、スムーズな動きを妨
げてしまうことになる。昔、測った握力計測がよい例だ。
これが、無用の力みを招かないためにも、可能な限り、グ
リップは「ゆるゆる」が好ましいという指導となる一番の
理由と考えてよいだろう。

## あとがき

　私なりにこれまで考え積み重ねてきたものを、いくつか
集めて書かせていただいた。ほとんどが世間の先生方には
興味もなかったテーマであろうし、さしあたって治療の現
場でそのまま役立つものでもない。

　私自身は本書の出版に関しては、診療所医師を引退した
後にでも、とは思ってはいたが、出版社より執筆依頼があ
り、この機に乗じて形にさせていただいた次第だ。題名は、
元号の変わる節目でもあったことや、今回特に皆さんに最
も訴えたかったテーマである、若者たちの姿勢の現状から
つけさせていただいた。

　私は大学卒業後の数年間を大学病院で勤務させていただ
いたものの、当時、臨床医としては外科的手腕が未熟だっ
た。その後、救急病院で数年以上かけてようやく必要最低
限レベルの整形外科医になれはしたのだが、そのせいなの
か目線が低すぎて、周りがこだわらない、どうでもよいこ
とにこだわってしまったのだろう。まもなく引退に近いほ
どの経験年数を経た現在においても、なお知らぬこと、至
らぬことが多く、いまだに日々反省・後悔と学ぶことの繰
り返しだ。

　私の周囲との感覚のズレがはっきりした経験が他にもあ
る。救急病院勤務時代の症例だが、歩行中車にはねられた
60代の男性が救急搬送されてきた。片側の肩甲骨骨折、

第1から第10までの多発肋骨骨折、肺挫傷他をともなっていたが、人工呼吸を含めた初期治療を終えて、当然肩のリハビリ訓練となる。しかし、肩甲骨の動き自体もかなり低下してしまっており、なかなか肩が挙がらず、安静時にも肩周辺の痛みが頑固に持続し、安眠もできないという。全く挙上できない強い痛みの残った肩に対しては後遺症診断となるのだが、当時の審査では「肩甲骨骨折が治らないはずはない。肋骨骨折も肩の動きとは関係ないはずだ」というもので、ほとんどゼロ査定となったケースがある。さすがにそれはないだろうということで、私は無理やり裁判にまで駆り出され、肩甲骨および周辺筋の機能低下（ここでは関節B）を証言したのだが、世間の大先生からは揃って、関係ないという意見書が出ていたらしく、全く相手にしてもらえなかった。本人さんには申し訳なかったが、当時は（今もまだそうかもしれないが）整形外科学全体が、この部を全く重要視していなかったのだ。

　こういった経緯もあり、臨床の表舞台に出てくることのなかった肩甲骨に「黒幕的存在」としての不思議な魅力を感じてしまい、私自身が研修医時代に直接確認した幼い子供たちの肩甲骨の素晴らしく大きな動き、さらにスポーツ動作での上手さ・強さの答えを出せない現代医学と照らし合わせ、1993年以降の数年間、まだ若かった私は、治療医学で無視され続けてきた肩甲骨および周辺筋の本来持てる大きな機能について、臨床の合間に、治療医学とは別の

次元で全力で追究することになったというわけだ。

　19年前の前著書出版当時は、肩甲骨の動き自体が整形外科の中でもまださほど認識されておらず、この部の持つ重要性を一般向けに指し示すことが相当難しかった印象があり、テーマをスポーツに限っていたのだが、しかし現在ではこの部の機能的重要性はすでに多くの一般人にも高く評価されており、私の見立てどおり、肩甲骨の立ち位置が極めてメジャーになったのは皆さん、ご存じのとおりだ。

　今回改めて整理しなおした形で、背筋力や体幹のねじれ動作の力源としても重要であることに加え、姿勢や腰痛対策とともに、上半身におけるスポーツ動作の力強さ・上手さは、つまるところ肩甲骨および周辺筋の持てる機能をいかに上手く発揮できるかにかかっているものという持論を再度、本編第2部で紹介させていただいた。

　私の大学病院時代の研究テーマが小児に関したものだったこともあり、本編第1部では、子供たちの柔軟性や姿勢を中心的なテーマとして、いくつかの点についてこだわって述べさせてもらった。今の多くの若者たちは、低い屈み姿勢をとる機会が少ないために、下半身の柔軟性・筋力がかつての世代と比べ非常に低下しており、あまりにも楽すぎる緩んだ生活習慣のため、崩れた姿勢とならざるを得ない環境で育っている。そして彼らの家族や教師、周囲の大人たちも彼らの姿勢に対して全く無頓着で、日頃からよい

姿勢なるものを指導することなく、子供たちの多くは正しい姿勢というものの存在・概念すら知らないまま成長してしまっていると見られる。

　私の周りの人生の先輩方も、彼らは最低限の挨拶や礼儀、忍耐力に欠けているとよく言われる。なるほど丁寧な挨拶やお辞儀も、きっちりと姿勢を正したうえでないとできないものだ。また姿勢の保持にも忍耐力が必要で、姿勢・挨拶や根気強さ、物事への集中力や社会生活における打たれ強さや粘り強さ、おそらくは協調性や周りへの思いやりといったものまでも、互いに密接に強く関連しており、おそらく人格形成にまで大きく影響している可能性も改めて認識させられる。最近の「キレやすさ」といった風潮やパワハラ問題も、私には姿勢との関連もあって忍耐力低下が現代社会に蔓延してしまったためかとも感じてしまう。

　私自身、多くの諸先輩方をはじめ、同僚や多くの隣人、関係者の方々への、日頃のきっちりとした礼儀や感謝の態度に欠けがちでもあり、自分自身にも耳の痛い、改めて反省すべきところとなったが、若者たちの姿勢の悪さは、頚や腰の難治性の慢性痛を生み出してしまうと予想され、今の私にできることは、一整形外科医として精一杯、警鐘をならすことだけだ。診療側も、時代や社会が変われば、若者たちの背骨や姿勢も、教科書どおりではなく変わってしまうこともありうるものと見つめなおすべきだと感じている。

また若者においても踏み間違い事故のさらなる増加が今後予想されることから、私は中高年に限らず、いずれ若者に対しても免許取得や更新時には運転時の姿勢に関し、膝を閉じないとブレーキペダルは踏めないものだという指導や教習までも必要となっていくものと見ているのだが……。

　我々は昭和の時代に、まだ親や教師に姿勢をやかましく言われて育った世代だ。自分も言われて嫌だったためか、自分が楽をしたかったためか、あるいは父親の世代と比較し十分な威厳や自信が持てなかったためか、いつの間にか子供たちに姿勢のことを言わなくなってしまった。言わなくてもわかってもらえるだろうという気持ちが我々にあったのかもしれないが、子供たちの立場からすれば、言われない限りは全くわからないし、わかるはずもなかったということだろう。
　子供たちも今やパソコンやスマホが一つあれば、面倒な人間関係抜きにあらゆる情報が入手できる環境にあり、彼らにとっては日頃から年長者に教えを請う必要などなくなって交流が薄くなり、年長者に敬意を払う機会も気持ちも持てず、面倒な繋がりを避けてしまいたくなるのだろう。
　確かに我々の世代では諸先輩方に対して敬語を使おうと意識すれば、面と向かわずとも電話口でさえも姿勢を正してしまうものだが、こういった目上の方々との交流自体が、自然によい姿勢保持にも貢献してくれていたのであり、そ

の点からも若者たち・子供たちには敬語を使わせる環境も
やはり必要だったわけで、幼い小学生や中学生時代におい
て、先生方とは友達感覚だけではなく、しっかりと敬語を
用いて会話させることも必要だと強く感じざるを得ない。

　今の時代、姿勢に関してはもはや我々の世代が言わねば
誰も言える者がいなくなってしまっているのだが、現在の
若者たちにとっては姿勢の問題や腰痛など全く何の興味も
ないだろうし、我々もそうだったのだが、若い自分たちと
は無縁の面倒な話としか受け止められず、今さら年長者の
話を聞く耳など持てないのかもしれない。そして言えば言
うほどに、言われれば言われるほどに、余計なお世話だと
彼らに嫌われることになるだけかもしれない。

　しかし繰り返すが、彼らの不良姿勢はおそらくさほど遠
くない近い将来、必ずや我々の世代以上に、頑固な頸・腰
の慢性痛となって彼らの多くを悩ますことになるはずだ。
私も「常によい姿勢をとれ」などと言ってるわけではない
が、少なくともよい姿勢がいかなるものかを知り、必要時
にその都度よい姿勢を適切にとれる程度の若者には成長し
ていただきたいと思う。

　私自身も子供たちに強く言えなかったことを反省してい
るが、今後はたとえ嫌われようとも、愛すべき子供たちや
孫たちの記憶に留まる程度には、世代を超えて伝えていく
べき必要なものだと思う。このままでは「姿勢の悪い腰痛
持ちの東洋人＝日本人」といったまずい図式となる可能性

もあり、我々の世代が手を抜いてきたせいだと言われるかもしれない。今の私は微力ながら機会があるごとに子供たち・親たちや祖父母たち、さらには教師たちによい姿勢を指導しつつ、その重要性を訴えているところだ。

　鞭打ち損傷については、長年にわたり私が救急病院の現場で見てきたことでもあるが、症状が頑固に持続することに加え、被害者意識と金銭が絡んでしまうと、現状では非常に難しい問題となることが多い。現場の整形外科医や損保会社関係者の賛同を得るのは難しいかもしれないが、多くのケースで遅れて痛みが出現する理由は本書にて説明できただろうと思う。

　最後に……、今回は第2部で「肩甲骨」関連の詳細を紹介したのだが、「肩甲骨および周辺筋」の重要性は、いわば私のライフワークでもあり、「身体のつくりから見て理にかなった使い方」という、スポーツ関係者によっては永遠といってもよいテーマに対して、実は私なりに現在進行形で新しい概念を検討中だ。スポーツにおけるいわゆる「力の抜きどころ」といったものが持つ重要性、そして投げる動作だけではなく、スイング動作でも「腕をムチのようにしならせる使い方」における肩甲骨の関わりだ。いわば、哺乳動物に共通する使い方とも言え、これらについてもすでにおおよその整理ができているので、近い時期に改めて、皆さんに紹介させていただくことにしよう。

これでおしまいだ。皆さん、ご苦労さまでした。姿勢に限らず、多種雑多な内容で、一部はかなり面倒で難しかったかもしれない。私個人の推測・推量の部分が多く、独断と偏見、そしてこだわりに満ちた過激な内容で、一部の皆さんには多少以上の見解の相違を感じられたのでは？　とは思うが、どれも私なりにヒトの身体のつくりにとことんこだわった話だ。多少は、日頃の姿勢や身体各部を改めて見つめなおす機会になっただろうか？

　新しい元号を迎え、皆さんの頭の片隅にわずかでも「姿勢」の重要性について記憶を残していただき、令和時代の日本を担う若者たち・子供たちの姿勢向上に少しでもお役に立たんことを期待して、ここで締めさせていただくことにしよう。


（完）

## 主な著者参考文献

田中直史、他「体幹の回旋運動時における脊柱の回旋と肩甲骨の動きについての検討」関西臨床スポーツ医・科学研究会誌3：p.85-89（1993）

田中直史、他「ゴルフスイングにおける肩甲胸郭関節の動きについて」日本整形外科臨床スポーツ医学会雑誌14：p.79－88（1994）

田中直史、他「水平面における肩甲上腕リズムについて 肩関節」18：p.48－53（1994）

田中直史、他「いわゆる鞭打ち損傷における筋力訓練の重要性について」中部整災誌37：p.857－858（1994）

田中直史、他「いわゆる鞭打ち損傷における筋力訓練の重要性について（2）」中部整災誌37：p.1037－1038（1994）

田中直史「頚部周囲筋と咬合との相関」日本全身咬合学会雑誌1：p.127－131（1994）

田中直史、他"Motion Studies of the Gleno-Humeral Rhythm Using a VICON Motion Analysis System."日本整形外科スポーツ医学会雑誌15：p.23－33（1995）

田中直史、他「VICONによる肩甲骨動作解析」日本臨床バイオメカニクス学会誌16：p.217－222（1995）

田中直史、他「ゴルフスイングにおける若年者の有利性」日本整形外科スポーツ医学会雑誌15：p.102（1995）

田中直史、他「投球動作時の肩甲骨動作解析」日本肩関節学会雑誌肩関節」21：p.289－292（1997）

田中直史、他「いわゆるゼロ・ポジションにおける肩内外旋筋力の力源について」臨床スポーツ医学13：p.1049－1053（1996）

田中直史、他「アカゲザルの肩甲骨動作解析からみたヒト肩甲胸郭関節の重要性」京都大学霊長類研究所年報26：p.90（1996）

田中直史、他「アカゲザルの肩甲骨動作解析」日本肩関節学会雑誌肩関節」21：p.255－258（1997）

田中直史、他「肩甲胸郭関節の加齢による可動域の低下と上肢運動連鎖としての機能について」別冊整形外科36（肩関節）：p.13－18　南江堂（1999）.

田中直史、他「加齢に伴う肩甲骨の可動域の変化からみた肩甲胸郭関節機能について」リハビリテーション医学37：p.1103（2000）

田中直史『天使の翼がゴルフを決める』文芸社（2001）

**著者プロフィール**

# 田中 直史（たなか なおふみ）

1955年、大阪府出身。
1981年、弘前大学医学部卒業。大阪市立大学医学部整形外科学教室入局。
1987年、大阪市立大学大学院修了。小児外科グループにて先天性股関節脱臼を研究。
関連病院で救急医療に従事。
1992年、大野記念病院整形外科部長。これよりスポーツ動作での肩甲骨の重要性に着目。各種学会・研究会で論文を発表。
2000年、同病院リハビリテーション科部長。
2006年、田中整形クリニック院長、現在に至る。
日本整形外科学会専門医。
【既刊書】『天使の翼がゴルフを決める ——知的スポーツ人間講座』(2001年)『新装版 天使の翼がゴルフを決める ——肩甲骨でわかるゴルフ上達法』(2004年 共に文芸社刊)

令和の時代、君たちの背骨は大丈夫か？

2020年4月15日 初版第1刷発行

著 者 田中 直史
発行者 瓜谷 綱延
発行所 株式会社文芸社
〒160-0022 東京都新宿区新宿1−10−1
電話 03-5369-3060（代表）
03-5369-2299（販売）

印刷所 株式会社フクイン

ISBN978-4-286-21550-1